如何经营家庭水疗

企业转机中心有限公司出版，2008年。

新加坡MentorMedia平面媒体私人有限公司印刷。

ISBN: **978-981-08-8094-1**

目录

简介--4

第一章：水疗和健康--------------------------------------6

第二章：实现健康--10

第三章：家庭式水疗--------------------------------------12

第四章：水疗油--15

第五章：水疗盐--18

第六章：芳香疗法和水疗----------------------------------20

第七章：类型按摩--24

第八章：温泉疗法--27

第九章：家庭水疗设备------------------------------------30

第十章：桑拿和浴缸--------------------------------------36

第十一章：建立家庭水疗----------------------------------41

第十二章：家庭水疗业务----------------------------------44

第十三章：实现商业成功----------------------------------50

第十四章：传销--55

第十五章：选择 Grand Sun--------------------------------62

关于我们：--64

后注：--65

简介

水疗的传统或许起源于远古时代，但是在当今，仍然和以前一样受欢迎，当我们得知健康越来越重要，水疗已被重新发现和再创造，如今，水疗不仅用来休闲娱乐，也成为现代医学在治疗头脑，身体和精神方面疾病的搭档。

水疗的使用填补了现代医学，引发了全新的商业路线。处你都会看到日间水疗，水疗俱乐部，巡航水疗等等，不只是这些水疗中心，像温泉油、温泉盐这样的水疗产品也已经开始流行，伴随着诸如芳香疗法，水疗和足疗的流行，水疗产品也一同使用，这一切都提升了水疗的益处。

这并不奇怪，因此水疗的普及已经商业化。由于其在促进健康不可否认的成效，水疗已经变得非常昂贵。由于其成本高，水疗变成了那些可以负担得起的独家享受。

家庭水疗和健康

由于处于紧张的生活，需要放松身体恢复活力变的越来越重要，随着妇女在社会中不同角色的扮演，她们希望从水疗中受益，这一点也不奇怪。

随着经济条件的好转，女人变的越来越讲究实用，生产水疗设备和产品的公司意识到对价格敏感的女人是未开发的潜在客户。

负担的起又实用的水疗设备滋生了家庭温泉水疗的新理念，这种设备能提供从清洁到放松身体的服务。

现在妇女了解到健康保健并不是很昂贵，购买诸如SG－2000水疗水疗，在家就能提高身体所有健康，确实经济合算，就在这，在自己舒适的家里，妇女们可以放松和休整了。

家庭水疗和传销

意识到水疗的奇妙好处还不够，传销的普及使得家庭水疗变成一个巨大的商机，呆在家里的母亲或者其他女性现如今有机会找到一种有效的赚取外快的方式，尽管家庭水疗确实能帮助其他人实现健康。

对创办家庭水疗业务感兴趣的人采用了最新的传销技巧，他们需要懂的是传销是种商业模式而不是容易致富的骗局。像任何其他业务，进军家庭水疗你需要作出很大的努力，好消息是，一旦你按照传销的真正理念建立起家庭水疗业务，你应该期望它是非常成功的。

这本书将教授你关于家庭水疗业务你所需要的任何知识和使用传销技术的益处。你只需要了解最新的信息和当今市场中最有效的运营技术。对于初学者，你应该能掌握传销的基本概念，因为这本书的介绍非常易懂。另一方面，已经体验过传销益处的人知道如何将传销技巧融入到家庭水疗业务中。

成功途径

这本书是经过精心设计的，向您介绍家庭水疗业务的方方面面。首先介绍水疗的价值和健康的理念，因为多年来众所周知。它将帮助您回顾一下健康的真正意义，以及它如何影响您的生活和您的亲人。它将会教我们如何通过温泉疗养，书中介绍了不同类型的水疗。

这本书深入研究了家庭水疗，因为对其进行了全面阐述。从家庭水疗的构成元素，相对其他方式的优势，到它作为商业动态的潜力，你将会了解到家庭水疗是怎么一回事以及它的商业模式是符合逻辑的。在此书的学习过程中，你会学到不同的水疗设备，工艺，成分和治疗，所有这些内容的介绍对于家庭水疗你会产生深刻理解。

接着，你会发现使用SG 2000家庭水疗设备的好处。持续的使用此设备的人改变了他们的生活方式，随着他们的温馨推荐，你会了解到这种设备带给你不同的治疗方式。

在书的后半部分我们通过SG 2000家庭水疗设备介绍水疗和商业之间的关联。你将会被迷住传销技术如何实际的帮助您建立一个成功的家庭水疗业务。阅读中，使用我们的方式您甚至在扩大成功业务方面学到不同的建议。

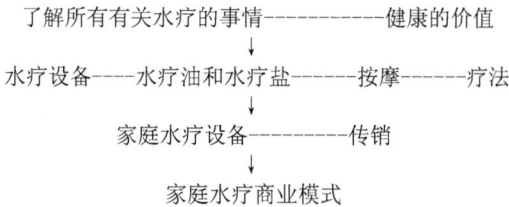

了解所有有关水疗的事情-----------健康的价值
↓
水疗设备----水疗油和水疗盐------按摩------疗法
↓
家庭水疗设备----------传销
↓
家庭水疗商业模式

第一章   水疗和健康

水疗的历史

水疗源于拉丁语"sanus per aquam"，照字面意思来讲，即通过水得到健康。因为这 基本的，十分简单的理念，水疗的伟大传统保持基本未变是理所当然的。

在远古时代，水被认为是既能创造生命又能毁灭生命的自然力量。由于对水的崇拜，我们的祖先信奉它的治疗功能。考古学发现已证实我们的祖先生活于水源四周。被认为是凯尔特人的起源之地的圣坛的迹象也发现于泉水附近。

众多文明之中，罗马人以照顾自身思维，身体和精神而闻名遐迩。因此，很多建筑都以水疗中心，温泉浴场这些形式建立，在这些地方，人们讨论最新哲学、政治和艺术，同时洗浴并放松。这些水疗中心具有一些配套的房间用来训练和聚会。一些房间还被专门用作桑拿室，图书馆和体育馆。

为世人所熟知的是，每个罗马统治者都建造了自己的温泉浴场，一个比一个奢华。著名的戴克里先浴场可以一次性容纳 6000 名洗浴者。健康的所有重要方面都在这些桑拿中心得到扩展。不仅仅是这样，罗马军团士兵也被认为从水疗中获益。士兵们在浸入温泉之后能很快康复，在那儿，所有伤口和体痛都能得到缓解。

罗马帝国灭亡之后，水疗传统衰落。水疗中心不再被保养，它们开始废弃失修。但硫磺水的发现加强了水疗效功能的使用。受皮肤病折磨而又无法用药草和药油治疗的人，采用了在硫磺水中泡澡的方法。

文艺复兴时期，水疗商业中心出现，比如比利时，德国巴登巴登，及英格兰巴思的水疗。这些水疗中心的都重新发现了水的治疗功能，尤其是它们大多坐落于自然温泉区。

桑拿和蒸气浴变得再受欢迎，特别是在 19 世纪 90 年代，塞巴斯蒂安·科内普神父在德国的一个水疗中心发明了水疗与草药的结合之时，水疗再度风靡。

随着科技进步，治疗疾病的方法得以提升，水疗在提高健康状况方面成为了重要有效的伙伴。很多水疗中心现在都提供一些项目，其中包含压力管理和健康管理。国际水疗协会已把正日益增长的工业划分为十个领域，即：
1.
水
2.
食物，滋养品，营养学和日常饮食
3.
运动，锻炼和健康
4.
推拿按摩
5.
思维，身体和精神
6.
美学，皮肤养护，自然美因素空间，气候学，全球生态学

7.
社会/文艺和价值
8.
管理，销售，经营
9.
时间，节奏，周期

　　因为更愿意专攻于某一特殊领域，当今水疗并没有具备以上提及的所有条目的特征。为此，现在我们可以把水疗分为水疗俱乐部，日水疗，巡航水疗，目标水疗，机能整体水疗，医药水疗，矿泉水疗，度假水疗，运动或刺激水疗，设备水疗和家庭水疗。
　　水疗通过把现代技术和旧时传统相结合，成为治疗与放松的完美结合。其程序通常包括清洁，热处理，护理，然后是休息。随着水疗变得越来越为人们所需，他们因各种原因去做水疗，其中包括亲近自然，排毒，恢复内部平衡，调节体重，了解营养学，而大部分时候是为了获得乐趣。这些水疗中心现提供各种疗法，比如漂浮浴，印式按摩，芳香疗法，水治疗法，推拿，修甲修脚，面部按摩，身体磨砂等等。

健康的历史

　　20 实际 50 年代，哈尔波特·丹博士在弗吉尼亚的阿林顿郡发表演说，首次创造了"高级健康"的短语，"wellness"这个词就被健康迷和业余爱好者们所运用。"健康"，被位于新加坡的国际健康协会定义为"为更成功的生存而了解并选择的发展状态"，纵然这一理念因丹博士的重大言论变得流行，而"健康"本身却丝毫未变。似是自史前时期以来，人类就已对保持自身剑客和提升总体安康很热衷了。

　　就如何提高百姓的健康，每个自神圣远古时代就已存在的重大文明都宣扬了自己的看法。这些早期文明贯穿不同时期，它们之中的经常性主题便是：身体和环境相互影响，身体可能显示的或经历的任何状况，都是它与环境间相互影响的结果。一些神秘宗教元素也可能渗入那些主题。

　　例如，在法国的拉斯科岩洞，有医治者用植物让其氏族成员健康强壮的图画。不难想象，这些巫师给予有需要的同族人植物粉和酿造品的同时，还吟诵咒语。

　　早在古埃及王朝时代，埃及就有着具有绝妙才智的医生，他们不仅治疗病人且还让其保持健康，因此而闻名世界。追溯到公元前 1600 年，就有一种古老文稿，《爱德文·史密斯文稿》，其中记载了埃及人治疗战场伤员的方法，这说明那时埃及人就已留心使用观察技巧和解剖知识来诊断伤痛和疾病。虽然如此，据埃及医学的另一个原始来源《埃伯斯伯比书》记载，他们也通过大量魔法和迷信方式求得健康。

　　中国人或许并没使用埃及人的同等奇异神秘信仰来获得健康。但他们相信，人体所经历的每个过程都与其环境紧密相连。要保持健康，身体和它的环境必须完全和谐。基于这一原理，中国人发明了自己的草药学---针灸法，以及保健按摩。

　　和谐也是"印度医药学"（一种产生于 2000 年前的东方医学实践）背后的一个原理。Ayurveda，字面理解为"长生之道"，有着此种技能的医师，对如何通过使用自然物质，按摩和外科手术这方面的大量细节，进行了严格训练。

西伯来人和穆斯林把健康的严格仪式作为他们宗教信仰的一部分来实践。《圣经》和《古兰经》都记载了防止身体遭受疾病折磨的方法：保持健康饮食法及卫生养生法。不管怎样，穆斯林在中世纪的医药领域取得了巨大进步。

希腊人和罗马人有着极为有趣的四汁液理论，一个人的健康，性情，气质，不管哪方面，都依赖于他体内的汁液---黄胆汁，黑胆汁，血液和痰。疾病被解释为个人汁液的失调，因此，小病通过抽血，诱导呕吐排出痰液此类方式进行治疗。

中世纪，欧洲基督教徒把从标准课本中获取的科学知识及伊斯兰教先进医学，同宗教热忱混合起来。疾病被解释为天命与罪孽的结果，且中世纪的医生通常是占星家自己。祈祷和预言总是包含有关健康的疗法和尝试。

健康的重要性

健康不仅是指身体没有疾病的状态。如国际健康协会所定义，健康是"为更成功的生存而了解并选择的发展状态。"
从这个定义，我们可以说健康：

1. 是一种自控尝试，通过它，个人有意识地获得自身完满状态；

2. 涉及人内在和外在的很多方面：个人生活方式；情感，精神和意识的状态；所接触的环境。

3. 连续坚定地证实人的生存状况。因此，健康是一种对更好生活和生存形式的积极追求。

养生
为什么要养生？不同的人因不同原因追求健康和加入健康活动，这视他们的所需，身体状况和健康状况而定。

从疾病中恢复健康

有人为了从疾病中康复，或是消除他们之前患疾病的影响而追求健康。此类人大多四，五十岁，正处于老年疾病的危险之中。这些老年疾病包含各种形式的癌症和心血管疾病。对这些人来说，养生可以帮助他们康复更快并防止再次患病。

优化健康状态和阻止老化

为了健康长寿，徘徊在四，五十岁之间的人同样关心保持健康和变得年轻。养生便可以使他们做到。保持健康和良好状态，是让青春永驻的确切之道。

保持自身的健康朝气从来都是为时不晚。很多处于双十年华的人就已把养生之道渗入其生活方式之中，从而让自己保持年轻样貌和矫健身形。

很多父母也为孩子养生，以此提升孩子能更久保持年轻健康的机会。

防止疾病和应对压力

　　生存于当代的我们都处于很大的压力之中。日程表已被安排得密密麻麻，有着太多的事要去做，日子变得更忙了。我们的父母，配偶，孩子，朋友和老板---生命中的这些人都要得到我们某些形式的关注。我们有时不得不吃的食物对自己的身体弊大于利。更别说环境污染对它们的危害了。

　　近代，很多疾病危害着人体健康，引起疾病的众多原因之中，压力位居榜首。在应对压力并消除它对身体的影响方面，养生是最有效的方法。

当今养生之道

　　压力是让养生在当今社会变得重要的因素之一。

　　处理日常事物时，我们都面临压力。工作中完成日程安排的各项任务时，处理家人、朋友及亲友之间的关系时，或是挣扎于周围环境中的污染物时，压力都会随之而来。各种癌症，心血管病及消化道疾病等，很多引起此类重症的因素之中，压力便列于其中。

　　为了预防或是将日常生活中产生的压力降至最低，很多人追求着各色养生之道，进行着各种各样的整体疗法。

　　大多数人只是通过选择不同生活方式来养生，比如，戒烟和减少酒精的摄入量。很多人也决定对所吃的食物进行更多了解。有的转向食用有机食物而非加工食品，并减少糖和钠的摄入量；有的还削减饮食中的脂肪，卡路里和胆固醇；而有的彻底成为素食主义者。也有人选择把补充维生素和矿物质作为养身之法。

　　吃得更健康的决定通常与体制锻炼相联系。现在，体育馆和健身中心正日流行。有的人选择把运动列入日程安排表，而有的人喜欢用一切可以利用的时间从容不迫地散步。

　　思维放松和精神安逸是追求健康的重要部分。放松思维可以简单到每晚睡眠充足和每天腾出些时间休息及放松心情。打坐也作为一种养生方式日渐流行。

　　越来越多的人通过做各种全盘治疗达到健康目的。其中一些疗法很简单且很容易做到。有的人熬一些可以使人放松并具疗效的药草。有的人应用芳香疗法原理，让自己沉浸于香精油的香气之中，这些香精油是由各种药草、花和种子提炼而来。其他人则做瑜伽，打太极，或是定期进行脊椎推拿和按摩。

　　健康重要意识已超越了个人层面。在很多工作场所，压力的原始来源是采用健康规划作为人事管理和发展计划的一部分，以此使员工更有效益及以一种更为平衡的生活方式生存。很多公司都懂得：相较给员工买昂贵的健康保险方案，对他们来说，实施健康规划更为划算。公司员工通常获得的益处便涵盖了---获得更多的假日，在公司食堂买到更健康的食物，以及在办公大楼内免费享受健身和运动设施。

　　生活中，人们对追求健康的必要性有了更深的了解，水疗的日益流行便是它的又一征兆。有些人认为水疗不过是那些美化了的美容院。实际上，如果一个人诚心追求健康，他或她会经常去做水疗。当一个人没空去做水疗时，他或她也会选择购买家庭水疗设备。在家拥有水疗设备，这是结束一天劳累时经济实惠的放松方法。

第二章

实现健康

现在我们已触及到健康的重要性，我们将看看一些可以获得健康的方法。现在水疗变得很流行，并且，对很多认真追求健康的人来说，水疗将是一种习惯性的活动。有人可能认为水疗中心只不过是美化了的美容院。但那些稍微了解过它的人肯定知道：水疗中心跟美容院是大不相同的。你可以通过水疗让自己赏心悦目，但这肯定不是通过化妆做到的。

水疗作为完整健康的供应者

简单来说，水疗中心就是可以提高你的健康状态的地方。你从水疗中心获得的保养和保健护理是对传统整体疗法的应用，其旨在放松和使身体恢复活力，更不用说舒缓精神了。"水疗"这个词源自拉丁短语"sanus per aquam,"字面意思为"通过水得到健康"。过去，水疗中心建立在温泉和矿泉水源头附近。人们去那儿饮水并在泉水里泡澡，从而修复健康。

你从水疗中心能得到哪些保养?这些保养是如何对人的健康起作用的？这些来自水疗保养的性质依其创办的类型而定。做水疗时，你可以得到从头到脚的全面护理，而可期待的基本保养有：身体按摩，面部按摩，身体包裹及指甲护理。

按摩主要涉及对筋肉的操作。有多种类型的按摩，但不管是哪一类，都应是使身体的能量中心活动起来的。为达此种目的，按摩师会用她的指尖，肘，手臂，膝，脚，并在粉或油的帮助下来按摩肌肉。除了放松肌肉，消除肌肉疼痛和僵硬，按摩还有种为人熟知的功能：促进血液循环，改善代谢，缓解神经和减少急躁。

面部按摩是对脸部皮肤的深层清洁，去角质，按摩和保湿。深层清洁应是擦洗掉皮肤污秽，污秽会引发粉刺。去角质是去除死皮细胞，从而露出新生的、更健康的皮肤。按摩脸部可以触发神经末梢，而保湿则使皮肤水润。

身体包裹进行的方式正好跟面部按摩的一样。其过程也包含深层清洁，去角质和保湿，以此去除身体上的脏的死的皮肤细胞，让其柔嫩光滑。它还能通过刺激新陈代谢系统和加速身体处理废物速度来为身体解毒。还可以说身体包裹能通过处理脂肪团和燃烧脂肪达到减肥功效。

在水疗中心进行指甲护理已超出能从美容院得到的普通修指甲和修脚。水疗中心修甲可保证指（趾）甲的理想形状及甲油的完美应用。还可以有望得到赠送护理，比如足部擦洗，水合面膜，石蜡护理，这会让手脚感觉柔软光滑，更不用说变得漂亮了。

从水疗中获得的护理完全取决于要去的水疗中心的类型。可以通过把它变成一种休假享受来增强效果和延长水疗体验。世界遍布着功能式水疗和度假式水疗，它们提供所有这些基本治疗，还是附带奉送营养课程，健康饮食和奢华的星级服务。

在家中给予自己基本的水疗护理和获得完满水疗体验，这也是有可能的。你所要做的不过是买一套家庭水疗设备。一套好的家庭水疗设备可以简单地安置在浴室，它能很大程度地实现身体肌肉放松，深层清洁皮肤污垢，甚至燃烧掉多余卡路里。它是提升和加强家中舒适度的最经济有效的方式。

水疗类型

这些来自水疗服务的性质依其创办的类型而定。所有水疗都提供按摩，面部护理，蒸汗这些基本服务，而有些水疗却给顾客提供额外服务，这些服务旨在加强健康和提升舒适度。

最基本的水疗叫做日常式水疗。之所以称作日常水疗，是因为其疗法仅仅只需几个小时就可完成，不需要晚上再来完善它们。

做日常水疗的时候，你可能会注意到的第一件事是---它所拥有的安静氛围。纺织品的沙沙作响，轻微脚步声，流水声和舒缓的音乐，是你在日常水疗中心唯一能听到的声音。环境绝对干净并让人赏心悦目。水疗室不仅私密，还提供新的家庭纺织品。那儿有着不同类型的按摩，各种各样的面部护理和蒸汗可供选择。还设置了有着更大设备的桑拿室和蒸汗室

药疗，是日常水疗在提供一般水疗中心都有的传统服务情况下，还提供药物程序。这些药物程序通常包括药皮和微晶磨皮术，肉毒杆菌素注射（去皱纹），美容照片，以及其他药疗程序。药疗需要获得许可证的医生来监管。

俱乐部水疗，从另一面来讲，是一种位于健身房，健身中心，或健康俱乐部的日常水疗。航空水疗是位于机场的日常水疗，它专门提供短时疗法，比如15分钟背部按摩，手按摩和足部按摩。

如果你想获得完满水疗体验，或是希望处理医疗问题，最好去功能式水疗。从那儿可获得的服务，超出了惯常的按摩，脸部护理和身体包裹。在功能式水疗中心度过的每一天，都是朝着健康及健康生活方式方面激发大脑。常规功能式水疗有些套餐，其中包含瑜伽课和锻炼课。 有的功能式水疗中心提供能吃多少就吃多少的自助餐，而有的则执行健康饮食的基本观点。还有些功能式水疗则增加了户外活动，诸如徒步旅行此类。

酒店式水疗和度假式水疗位于酒店和度假胜地，还包含自己的一系列娱乐活动。它能提供功能式水疗的整套体验，包含水疗中心菜肴，但往往是，你照单点菜付钱，而不是其套餐所包含的。酒店式水疗中心坐落于市区或是都市化的地方。而度假式水疗中心位于乡下和海边。它们都不是像功能式水疗中心那样把食物包含在服务套餐里。

游轮水疗是在游轮上的酒店或度假式水疗。就像酒店/度假水疗那样，它给顾客提供传统服务，如身体按摩、面部护理和身体包裹，以及健康健美课程和水疗菜肴。你照单点或是买套餐，但这些服务都是收费的。

另一种现今正时兴的水疗是家庭水疗。家庭水疗是安置于浴室的一套设施。它不贵且易使用。家庭水疗设备所作就是释放能量到洗澡水里，引起波浪，并产生大量泡泡。泡泡巧妙地使身体肌肉放松，同时，清除皮肤毛孔深层的污秽和死皮细胞。设备产生的能量还可以强到帮助燃烧脂肪和体内多余的卡路里。它是一种体验全套水疗的很经济又实惠的方法。

第三章

家庭水疗

就如上一章我们所提到的，做水疗是一生中很多值得拥有的经历之一。它是修养，放松和给自己减压的有效方法。水疗通常较昂贵，对于像您一样的极具预算意识的人来说，水疗带来的愉悦就位居其次了。但这个问题有一个解决之法。通过下面提到的少许基本要素，你就能模拟出最爱的水疗和创造自己家中的水疗。

家庭水疗的要素

隐私

这是创建你自己的家庭水疗的首个要素。确保拥有连续的放松和自我感觉良好的时间。是时候不去想所有让你紧张的其它事情了----手机，家庭琐事，电子邮件，恐怕还有你的小孩

音乐和灯光

音乐和灯光会为你的家庭水疗设置恰到好处的氛围，因为这些要素对身体和精神有着缓和和安慰作用。仿佛片刻间，你就从现实中逃到了一个没有疼痛没有烦恼的地方。

洗浴用品

市场上有很多可利用的洗浴用品，在你使用家庭水疗时，它们会帮你修养自己和恢复年轻活力。这些涵盖了从泡沫剂到芳香疗法油，再到帮助去角质的磨砂清肤液等一系列产品。选择家庭水疗产品，会有助于滋养你的毛发，皮肤，脸部，甚至脚趾甲，它会让你全身舒适无比。

家庭水疗机器

想要获得完满家庭水疗体验，那么，购买一台好的家庭水疗机器吧。这种机器有三个不可思议的特点，这模拟了从专业水疗中心获得的疗法。它释放磁力，从而使水温和并保持水温；释放臭氧离子，改善水质及提升细胞功能；最后，它产生超声波，帮助放松身体。家庭水疗机器提供令人舒畅的暖气，它渗入体内，加速血液循环。它清洁皮肤，并为其解毒，还缓解肌肉疲劳。它还为总体美容护理提供整体放松和皮肤健康改良。

你的家庭水疗有很多益处：

1.
你可以在拥有着绝对隐私的家中或浴室享受深度放松。

2.
它是如此方便使用。你甚至可以带着家庭水疗设备到任何你去的地方，随时使用。

3.
很经济。一次标准水疗花费超过一百美元。当你买了一台家庭水疗机器，收益是相当可观的。因为每次水疗，你只需花钱到不同的水疗油和水疗盐上。

4.

当拥有了自己的家庭水疗设备，你可以确保每次使用时，它都干净安全。设备产生的臭氧可以给水消毒，比氯气有效 3000 倍。

按摩

如果你有幸让配偶为你按摩，这是你莫大的荣幸。但若是你没有，却仍想享受好的家庭水疗要素，那就找一个自我按摩的工具吧，让它为你放松脖子和背部肌肉。对于够得着的身体其他部分，在做美容护理的同时做自我按摩。按摩可以加速血液循环，消除肌肉疼痛。当你最需要它的时候，在做完家庭水疗身体擦洗之后，雇佣一名专业的按摩师，让他/她为你做一次满意的按摩。

最后，试着按正常安排做你的家庭水疗吧，比如每天两次。没有什么可内疚的，你值得拥有属于自己的时间，而家庭水疗则是开始它的一个好方法。

水疗设备

随着潮流指向整体治疗和自然美产品，水疗护理变得极其流行。我们生存在一个充满压力的世界，每个人都想时不时减减压和使自己恢复青春活力。我们还在为自己能看起来年轻和感觉年轻，积极追求着。这就是为什么现在是投资热销的水疗设备，SG-2000 家庭水疗设备的完美时刻的原因。

SG-2000 家庭水疗设备以超声波，臭氧阴离子和远红外线为特色。超声波产生高频率能量，可以使身体放松的同时，燃烧多余脂肪。它还能产生热量促进血液循环，这对身体很有益处。从另一方面来讲，设备产生的臭氧释放在空气和水中，从而提升细胞重生及氧气产生。远红外线可磁化水质，加强渗透温热效果。

使用 SG-2000 家庭水疗设备可以达到五种功效：渗透温热，洗净美白，运动休闲，全身按摩和塑身美容。没有其他水疗设备可以用一个简单装备就能提供所有这些功效。这种设备是清洁光滑的皮肤，无压筋肉及神经系统总体放松的保证。

除了这些特征，SG-2000 家庭水疗设备还提供你在自己舒适的家中的水疗体验。当拥有了这种水疗设备，你就无需花费很多钱在水疗护理上。你可以在自己的闲暇和方便时间使用它，只要你想或是需要。而最棒的是，你可以保证自己正使用这干净安全的设备。

为了达到最好的效果，你可以把芳香疗法，水治疗法和足疗等同这种特殊的设备结合起来。你还可以使用水疗油和水疗盐在身体上，从而达到更为愉悦的体验。有了这些附加的小建议，我们担保你一定会喜欢其中的一种水疗体验。那么，到现在，你觉得自己还有必要去公共水疗中心吗？

如果你想继续体验水疗的益处，找到一种最为划算的家庭水疗设备是极其重要的。这就是你必须找可靠的家庭水疗（比如 SG-2000）设备供应商并以合理价格买下设备的原因。考虑其他方面，如设备的耐久性和保养便易性更是如此。核实供应商的保证书和保用期也是很明智的。

家庭水疗设备和传销商业时机

最后，如果你的目标是挣外快来提高生活水平，你也能抓住由家庭水疗设备（比如 SG-2000）的制造商提供的机遇。有一些公司向感兴趣的个人（比如相信创业能力的你）提供资源和支持。仅仅以很少的投资，你就可以开始在人们家中向他们直接推销水疗设备。

因为很多个人都发现：在舒适的家中创建基本的水疗体验是很实际的，那么水疗设备并不是很难卖出去的物品。对于你卖出的每台机器，你都可以赚取至少两位数的回扣。更让人惊异的是，通过传销策略，你可以从下线销售或是简单地向公司提交新客户来获得额外收益。通过更多时间更多努力，你可以把回扣增加到你预期的一样。

第四章

水疗油

上一章，我们讨论了水疗的不同好处。接下来的几章里，我们将讨论一些附加产品，它们可以同水疗设备一起使用来加强水疗体验。

水疗油，是源自植物，基本用于按摩的香精油和芳香油。有的水疗油直接用于皮肤按摩，而其它的则放进水里，身体浸泡三十分钟或以上。当点燃含芳香油的蜡烛，它向空气里喷出水疗油蒸汽或是将其散发在空气里，水疗油蒸汽还是可以被吸收。

水疗油（或香精油）是从蒸馏中得到的。能用来制造水疗油（或香精油）的植物机体结构有：叶子，花，根和茎。水疗油有时被称作纯植物精华。

除了进行芳香疗法，身体按摩和作为吸入剂，香精油还有其他应用。它可做空气清新剂，美容产品中的保湿剂及护发素，食物加工时的调味剂，以及作为医药产品。大多情况下归结于它们的防腐活性。

当水疗油用于芳香疗法时，可提升自体愈合。它们也可以刺激你或是使你平静。芳香疗法是一种整体治疗，它有如下益处：

神经--香油精可以加强精神集中度和提高记忆力。这些香油精治疗失眠，缓解精神压力和疲劳。

身体-香精油有抗菌活性，可以加速伤口愈合。这些香精油促进血液循环和帮助戒毒。其他可通过芳香疗法治疗的疾病有关节炎，皮肤病，消化不良和内分泌失调等身体疾病。

情感—水疗油有抗忧郁作用，还帮助平静焦虑和恐慌。在悲伤和失恋时期，这些水疗油也有益处。

精神—香精油，一般用于打坐，它们有助于提升意识以及连接更高的理想。

玛雅精华浴为家庭水疗机器做了明确阐述。它不含酒精，是 100%香精油。它不包含任何人造着色剂，并有轻微自然的香气。它还可以用于水疗。

包含薰衣草的水疗有益于神经系统。薰衣草有镇静功效，放松中枢神经系统。它有益于治疗失眠，消化不良和高血压。

柑橘水疗有治疗功效。这类香精油用于保护皮肤，清除毛孔污垢，治疗皮肤过敏和加速伤口愈合。

桉树植物油很有益于呼吸系统，因为它能减轻唇疱疹。还能加速伤口愈合以及缓解流感和其他呼吸混乱。

益于血液循环的水疗油可能还包含迷迭香。这种香草还能提高人的生存状态。它缓解高血压，偏头痛和精神疲劳，以及调节新陈代谢。

通常在集中训练或体力活动之后会出现肌肉僵硬和肌肉疼痛，杜松水疗油在治疗这方面中受到高度称赞。杜松还能治疗由痛风引起的腿肿。

松树香精油缓解骨头疼痛，并减轻神经衰弱。
最后，干草籽水疗油利于治疗关节炎和帮助润滑关节。

在使用水疗油的过程中，你应当一直考虑其有害的可能性及过敏反应。使用这些水疗产品之前，做一个皮肤测试，取少量涂于前臂并观察几分钟。仅在没有出现任何皮肤刺激疼痛或疹子，才能继续用芳香疗法。避免接触眼部，如果不慎入眼，请立即用清水冲洗。请不要把水疗油涂于外伤口，因为这可能引起疼痛和炎症。将产品置于远离孩子可触及的地方。最后，若是孕妇，请咨询医师使用此产品是否安全。

水疗油的益处

水疗油有很多能帮助到你的益处。你可以给身体充电或是放松，一些水疗油还有缓解疼痛的功效，并益于健康，这都由你所选用的水疗油类型而定。有多种天然油可供选择，知道每一种的益处是很重要的，由此，你才能选到达到你的预期效果的合适水疗油。

丁香罗勒油帮助消除紧张状态。它提升身体状态，增强精神集中力，并使意识更敏锐。这种水疗油将帮助你激励身体和意志。它在治疗神经疲劳方面也很棒。它可以提升你的精神状态，还可以帮助消除瘾性疾病。黑云杉水疗油有益使身体和精神舒适及暖和。它令人振奋，并让人舒畅安稳。

春黄菊水疗油创造舒畅感受，它让人放松并有助平静，使人安心并有促进睡眠功效。鼠尾草水疗油帮助身体和精神活力再生，使人平静并激发自信。然而，鼠尾草水疗油必须使用适中，因为它能引起过度兴奋感。它还有助于提升创造力和想象。

芜荽水疗油热身功效，且有时被认为是一种春药。它在令人舒服的同时，也有刺激性。

兰丹油是一种去污的、精炼水疗油，它能引起活力再生，燥热的感觉，它在使人振奋的同时，还让人镇定。三位智者把它上供给小耶稣。

鸡蛋花油有很奇异的和让人兴奋的香味。它作为一种春药使用，并且，它还有平静镇定功效。这种油被认为可达到恢复内在和谐及平静。

香叶油有着极强香味，它能很好地治疗神经紧张和压力。这种水疗油能帮助调节精神焦虑和沮丧，它让人平静安心，有一种坚强的感觉。

生姜油益于消除意志消沉，并且有刺激性。它帮助记忆事物和使意识敏锐，让人有一种精神充沛的感受。

茉莉花油可作为抗抑郁剂和春药，它有镇定功效，帮助放松和缓解。它在个别文化中代表爱和渴望。因其本身很浓烈，茉莉花油应少量使用，从而获得益处。

薰衣草油有平衡的好处，并且适用于各年龄段的人，包含孩童。它能平衡诸如愤怒和沮丧此类强烈情感，且有使人平静和振奋的感受。

橘皮油的益处包含给予身体和情感慰藉，并提升精神状态。这种油给人传递安详舒适的感受，并对神经紧张那个极有益处。

　　梅药油有着使精神温暖的刺激功效，这会帮助使激烈的情感冷却下来。据说这种油还可以帮助人平静地忍受困难环境。

　　市场上有不计其数的其它水疗油可供选择，像薄荷油，红木油，檀香油这些，以及更多。每种的益处都跟其它的稍有不同，所以，了解你想从水疗油所要获得的益处很是重要。通过这种方式，你可以选择有着你想要益处的水疗油。水疗油有很多极好的益处，帮助你保持健康和感觉良好。

第五章

水疗盐

像上一章讨论到的水疗油一样，水疗盐是帮助增强和提升水疗的添加物。

水疗盐是指专门为水疗设计的水溶性矿物质和矿物产品。在充满水疗盐的水中浸泡可以使疲惫而酸痛的身体放松和舒适。水疗盐在清洁去污，身体康复和恢复活力方面也很有效。使用水疗盐的按摩可以改变洗浴感受----从普通的到非比寻常的，因为它综合了：芳香疗法的功能，或能产生舒爽感觉和情感的香味的使用，水疗盐的康复功能以及水的康复功能。

举个例子，甘菊和薰衣草使身体放松平静。薰衣草水疗盐可以帮助治疗抑郁症和失眠。从另一面讲，当身体不能保持高度活跃的状态时，使用泻盐水疗盐按摩则可以达到。加上含有泻盐和天竺葵的水疗盐有助于身体解毒，抑制疼痛，缓解肌肉紧张和加速伤口愈合。

如果你感到情绪有些低落以及开始出现呼吸不畅，使用含有桉树植物油的水疗盐的按摩，对你来说是很理想的。加上薰衣草有助于睡眠，从而加快身体复原，鼠尾草则有抗菌杀菌功效。

香味功能稍强的水疗盐可以使你的体力和精力充沛。
疲倦不堪的时候，加上少许薄荷使人精神焕发。

对于那些注重生活的人，一些含有柠檬或其他草本植物香味的水疗盐被特别制定。

岩浆水疗盐包含矿物质，比如钾，镁，锌，钠，氯化物和硫等，它是为家庭水疗机器专门生产的。

蜜蜂花水疗盐包含了柠檬蜜蜂花香精，这种产品使身体平静舒适。它帮助死皮脱落并提高皮肤弹性，从而看起来更年轻。它还提升睡眠质量。

由海藻制成的水疗盐含有复合矿物质和褐色海藻胶。滋养皮肤，舒缓剧烈运动后或辛苦工作一天后的僵硬疼痛的肌肉，这是海藻水疗盐的众多益处之中最棒的。这种水疗盐还有抗菌活性，这对治疗和防御皮肤病是极佳的。

柠檬水疗盐是地中海柠檬香精和香柠檬油的结晶。柠檬水疗盐利于清洁皮肤，去角质和收缩皮肤毛孔。

水疗眼盐中包含的不同矿物质对皮肤也有不同的益处。一些最为常见的矿物质是：

镁—益于皮肤保湿，有抗变应活性，加强细胞增生和作用，激发体内酶。

钾—使皮肤水嫩，增强细胞再生。

钙—平衡细胞矿物成分，改善人的体质。

溴化物—有助于身体消毒，好的抗菌活性，使精神安宁。

钠—利于输送必不可少的营养物给细胞。

锌—加速受伤时期的皮肤愈合。

硫磺—利于消毒，有抗菌活性。

氯化物—也能平衡细胞矿物成分。

最理想的是，你可以在家中拥有两类水疗盐——一种舒缓的，一种滋补的。还应仔细检查其他组成部分，从而获得能满足你的需要的最好配方。在压力很大时，使用舒缓水疗盐；当精力匮乏时，使用滋补水疗盐。取适量产品放进温暖的浴缸里，然后好好浸泡一下。

最后，如果还能在生活方式上做些健康改变，你的水疗盐家庭芳香疗法就会最为有益

水疗盐的好处

水疗盐对身体和精神有很多好处。水疗盐有各种各样的不同配制物，所以，找到满足你的需求的几种配制物很重要。一些水疗盐有使精神充沛的好处，这就可以去除疲倦并赋予力量。其他的有舒缓和镇定作用，使人睡觉前平静下来。拥有每种水疗盐是极佳的，那么，不管你需要什么益处，你都有备无患。

海盐是水疗盐中的一种，有高度矿物质和其它健康有效的配料。它们的功效根据发源地，颜色，矿物成分和大小的不同而变化着。以色列死海的水疗盐，有着高浓度的矿物质和溴化物。这种水疗盐利于治疗风湿和皮肤不适，在舒缓僵硬和疼痛的同时，可作为防止皮肤问题产生的杀菌剂。浅灰色海盐是另一种很棒的水疗盐，有着很多益处。这种盐天然灰色，它很容易和香油混合。有着高浓度的必要矿物质，还对身体有去污和保湿作用。有大量可用海盐。海盐受热时，释放出消灭空气中污染物的阴离子，这对人的胃和浴室里的空气都也有着极好的益处，。

水疗盐可以和药草，花，及香精油混合，创造独特的水疗体验。水疗盐中的矿物质和其它必要成分将使你的精神和身体都保持极佳状态。这些水疗盐帮助血液循环中的排毒，对身体有清洁功效，除去污染物，而且这些水疗盐对身体健康有着极大益处。

水疗盐还可以帮助减肥。在暖和的洗澡水中放些水疗盐，浸泡 30 分钟，它将在帮助排毒的同时帮助燃烧不想要的脂肪。在浸泡期间和之后喝很多水是很重要的，能补充必要水分。在排毒的时候，将从你体内弄出很多水份，喝大量液体将能恢复这种平衡并让人感觉很棒。

水疗盐在去除皮肤角质上有很大益处。优质颗粒水疗盐可以很好地去除死皮细胞，这些颗粒擦去死皮细胞，而矿物质则使皮肤保持健康并看起来极棒。

水疗盐对身体健康和精神健康有益有很多益处。它们有利于身体解毒、排除毒素以及体内的其它有害化学物质。它们去除死皮细胞，让你气色红润，看起来更年轻健康。它们还促进循环，改善心情。水疗盐是让你看起来和感觉起来很棒的一个极佳方式。

第六章

芳香疗法和水疗

前几章里，我们讨论了用水疗油和水疗盐来提升家庭水疗体验。本单元讨论芳香疗法和水疗，它们也能和水疗油和水疗盐一起使用，从而从家庭水疗获得最大益处。

芳香疗法

芳香疗法是由日间水疗提供的众多个人护理之一。它是放松，康复和恢复活力的一整套疗法，任何处于繁重压力下的人都可以从中获益。

什么是芳香疗法？

芳香疗法是对身体和精神有益的植物挥发油和香精油的应用。如果安全正确地使用香精油或纯植物精华，它们可以给予你不计其数的益处。

芳香疗法有什么益处？

行为—芳香疗法和水疗油绝对影响人的行为。像薰衣草和檀香木类的香精油对身体和精神有镇定作用。

睡眠—芳香疗法在引起睡眠和提升睡眠质量上很有效。芳香疗法对老人和拒绝吃安眠药的失眠症患者是极佳的。为达到更为舒适安宁的睡眠效果，你可以在睡觉之前让卧室飘满薰衣草的味道。

产后疼痛—临床试验中，刚生完孩子的妇女涂薰衣草油于会阴。第三天，产后疼痛就明显减轻了。

伤风感冒—芳香疗法缓解感冒伤风引起的不适。像薄荷类的香精油还可以治疗其它呼吸道疾病。

压力—对于压力方面，香草被发现可减轻焦虑，因为它能唤起令人愉快的记忆，另一项研究中，薰衣草油有助于加护病房的病人的治疗，并且几乎每个人都感觉好多了。

男性性反应—最好，使用欧亚甘草，薰衣草，可乐，东方香料和香草的芳香疗法提升男性性反应。这些香精油刺激男性生殖系统里的血液循环，并传达相当于治疗男性不育症的心理要素，

芳香疗法安全吗？
只要按照持证医师的建议并使用，芳香疗法是安全的。

记住，仅仅取这些油的少量使用，因为大量使用它们会产生副作用。浓缩香精油在使用之前，应当用包含甜杏仁油，橄榄油和鳄梨油的载体油稀释。
芳香疗法过程中能指导你的一些其它建议：

香精油能和你当前使用的药物相互影响。所以，假使你正在用药，一定要咨询你的医师。

避免接触眼睛。

把香精油置于孩子触不着的地方。

如若你是孕妇或是处于哺乳阶段，使用香精油前，请咨询医生。这可能对胎儿或幼儿产生危害。

很多香精油是不建议给 12 岁以下的孩子使用的。为安全起见，稀释香精油两到三次。

当同种香精油重复使用时，芳香疗法会引起皮肤炎症和皮肤过敏。因为你的身体时不时有不同的需求，使用不同的香精油也是很有益的。

购买香精油的时候，总是检查其配料的拉丁文名字或科学名。很多油有着一样的常用名，但实际上在起源和功能上是不同的。

最后，把获得最好的水疗和芳香疗法体验作为目标，以最少的花费，在家享受如同专业水疗中心的水疗和芳香疗法，那么，从气味方面选择吸引你的香精油吧。舒适的浸泡，舒缓的音乐，以及极佳时刻，让你在自己的家中看起来和感觉起来更棒，这是没有什么可以与之比拟的。

水疗

水疗是通过使用水来保持好的健康状态和治疗疾病。水有治愈能力，因为它有很多功效，其中包括：

它的传热性能。

它的溶解多种物质（比如矿物质）的性能。

它的安全性能。

它的三种不同状态—冰，液体和蒸汽。

它的增加血流量性能。

它对人有舒缓，放松和镇定作用。

水疗有什么益处？

在清洁，使身体放松和恢复活力方面，水疗或"水治疗"已被证明安全有效。在经历完费力的一天，你会发现，洗个热水澡后感觉好多了。

水给人的身体带来各种各样的益处，这些实际上依水温而定。温水缓解神经紧张，且对不严重的感冒和低烧极为有用。它还帮助缓解膀胱和泌尿问题。一个冷水澡或热水浴后的冷水澡有利于治疗肠胃和生殖疾病月经紊乱和痔疾。洗个冷水脚有益于疲惫的足部，冷热交替的足浴缓解静脉曲张，头痛，高血压和失眠。水疗帮助调节新陈代谢。

水疗还对以下患者有益：

疼痛的关节炎

肩痛，颈痛和背痛

踝伤

膝部受伤

肥胖症

昏睡或全身乏力

骨头和肌肉长期疼痛

水疗还是对外科病人的特别疗法，尤其是那些接受过关节替换或其他外科手术的人。

如何做水疗？

很多日间水疗中心都有提高水疗。在购买适合水疗的设备上，这些个人护理设施都得花费大量钱财。比如，专业淋浴器，软管，极可意浴缸和水疗浴盆。当你去水疗中心，你能获得依你身体所需而定的针对个人的水疗。但为了达到水疗的最大作用，你还有必要定期去做。这就意味着要投入大量金钱。

然而，这不再是个问题。在你自己家中的私人空间里，总有些方便实用的方法让你享受水疗体验。方法之一便是购买自己的家庭水疗机器。这种机器结合了作用强大的热量，水和空气成分。你仅仅只需少部分钱，就可以轻松缓解精神压力和身体疲劳，放松紧绷的肌肉和提升能量。它还能给皮肤添加健康，活力和美丽。

在家可以毫不费力地使用其它水疗，像冷敷热敷，在有着水疗油和水疗盐的浴缸里浸泡，当脚累时，进行家中足疗。

对于家中有浴池，或是经常去海边或公共浴池的人，可以使用水基锻炼，这也是水疗的一种形式。

水疗安全吗？

如果操作适当，水疗一般适当安全的。人们对水疗有不同反应，这取决于治疗的强度和持续时间。如果水疗之后，你感觉到头痛，疼痛，失眠，恶心反胃想吐，发冷和乏力，咨询你的医师，因为他/她可能建议取消治疗。尝试做水疗前，在任何现有的条件下你同你的治疗专家讨论是很有必要的。

对于热水澡或热水浴，检查水温从而避免烧伤烫伤很是重要。最后，如果你在自己家中用水疗油和水疗盐做水疗，得确保你对任何这些产品不过敏。

第七章

按摩类型

既然我们已讨论了可以在家庭水疗中使用的不同疗法。我们将看看按摩和各种可用类型的其它水疗疗法。

按摩对身体和心理都很有益处。按摩使整个身体放松，使之恢复活力和精力，这是其它任何事物都无法与之相媲美的。水疗按摩师得精确了解什么是你为之困扰的，以及如何给你当前状态带来放松。和按摩师进行一次详细的谈话，这将帮助他或她决定必须给你实施的按摩疗法类型，从而给予你最大程度的放松。

有不同的按摩类型可供你选择。以下列出一些最为受欢迎的按摩类型：

糖按摩

糖以其康复功效著称。它甚至被当做一种温和的消毒剂和止痛剂。一种表皮脱落糖搓让你的皮肤感觉柔软光滑，充满光泽。由于是完全自然的，它对身体没有任何副作用。糖搓之后进行令人精神焕发的淋浴和一轮按摩，最后，将使神经产生振奋感。

针压法

针压法是一种用于治疗各种身体疼痛和疾病的中国传统手法。它基于针灸的概念。针灸使用针，与之相比，针压法是让手指施力于身体特定部位，给其适当按压从而帮助其康复的方法。
排出体内能源负面堵塞物，释放气（正能量），帮助身体快速康复，针压法被认为是这样一种方法，这种手法变得越来越受欢迎。

针压法为人们所熟知的是：它可以减轻由头痛、偏头痛、关节炎、背痛引起的不适，甚至缓解压力，紧张和痉挛。这种类型的按摩持续达 15 至 20 分钟。

指压按摩疗法

指压按摩疗法，是一种传统的日式治疗按摩，也是基于指压手法的基础之上的。但按摩中，也使用了手掌，肘，膝甚至足。此种技能，就像针压法一样，致力于疏通体内正能量使其贯穿全身。

指压按摩疗法能持续将近一个小时。若操作得当，使身体和精神都能得到修整。它通过加速血液循环和振奋整个神经系统，帮助使整个身体都恢复年轻活力。指压按摩疗法还在平衡体内荷尔蒙体系方面为人称道。

瑞典式按摩

内行的瑞典按摩师会知道如何着力于身体的一些关键部位，从而给予你最棒的放松。这种按摩是与背景中播放的舒缓音乐同时进行的。按摩师把油涂于身体之上，然后用手指长时间缓慢地轻抚身体。这种类型的按摩促进血液循环。

充分享受瑞典式按摩的方法是：身体完全放松，闭上双眼，沉醉于舒心的感受之中。

泰式按摩

这是一种最为古老的治疗方法之一，它以促进体力、心理和精神的恢复而著称。这种做法还被认为能平衡体力。通过给这些能量点按摩，以此给予身体适当刺激，从而使其得到治愈。

按摩有助于从各个角度舒展身体从而缓解紧张，继续用手或脚推拿，捏合肌肉可使其放松。泰式按摩对身体整体机能很有益处，并给心理带来平衡。

深层组织按摩

这类按摩通过用手指轻抚或施压于身体的影响区域，来促进消除肌肉组织的深层紧张。深层组织按摩还破坏疤痕组织从而有助于身体愈合。，尽管在按摩过程中或者之后，似有疼痛感，但若操作得当，它确实能帮助身体在几天之后愈合。

这种按摩排出体内毒素并促进血液循环。假如选择了正确类型的按摩且按摩师正确操作，这能给身体带来极大宽慰并消除其症状。

按摩师

找一个有许可证的、既合格又可靠的水疗按摩师是件困难和让人沮丧的任务。然而，在此过程中，有些指南可以帮助到你。

什么是有许可证的水疗按摩师？

一个有许可证的水疗按摩师是健康专业的精通于水疗和按摩的治疗师。在提升体力和精神状态的各种疗法综合方面，他/她有着渊博的学识。他/她还能和其他内行，像整疗医师，整骨疗法家及脊椎推拿治疗者这样的人一起工作和交流，并在疾病防治方面提供整体分析。

按摩有什么益处？

按摩疗法给疲惫，疼痛的及压力繁重的个人提供很多益处。
这些是它的益处的一小部分：
减轻和消除疼痛

提升关节功能和灵活性

促进血液循环

改善免疫系统

提升淋巴排毒

减轻沮丧，焦虑和恐惧

缓解肌肉紧张
提升注意力和警觉意识

按摩疗法对每个年龄段的人都很有益处。它的真正的有点在于其防止疾病的潜能。尽管如此，还有一些病人不被建议使用按摩疗法。这些人包括患有癌症、静脉炎、心脏病传染病和某些皮肤病的患者。

按摩有哪些种类？

有很多种类型的按摩可供选择，若你对某种特别类型的按摩感兴趣，你总会找到一个在那方面技能很精通的按摩师。最为普遍的一些按摩类型是：指压按摩疗法，瑞典式按摩和泰式按摩，深层组织按摩，针压法，发射按摩疗法等。

如何找到有许可证的水疗按摩师？

为某种具体疾病或健康需要，找一位拥有你需要的技能的并有许可证的水疗按摩师。他会懂得正确的按摩及各种技巧的结合，从而消除你的顾虑和紧张。他知道要施加的力道。你的水疗按摩师受过教育和培训，有资格证，并且还能给你提供保养身体和心理的宝贵建议。

你或许还考虑到按摩师的性别。对你来说，由一位同性按摩师给你按摩会更为舒服。大多时候你都会是裸着身体且仅有一块布盖着。假如你为按摩师的力道和触摸感到惬意，那么，放松就成自然而然的事情了。

从人们口中寻找好的按摩师是最好的方法。

请教那你的亲戚，同事和朋友，看他们是否知道高效且很专业的按摩师。由于很多医师也相信按摩的治愈功效，你还可以咨询你的医生，看他是否知道有没有满足你的需求的合适人选。使用网上的资料库回来查找公认的、高质量的水疗，它们可能会列出一系列被强力推荐的按摩师。

另一个极佳的方法是：联系你们城市的健康部门，因为它会列出你们所在区域的有许可证的最新水疗按摩师名单。

当最终见到这个推荐人选，做个综合面谈，并且做一系列按摩来判断他是否合适人选。如果你很幸运，首次尝试就找到了一位优秀的按摩师，请专业地对待他，并尊重它，因为在每个按摩环节，他都把你肩上的所有重负都转移到了自己身上。

第八章

温泉疗法

在前几章，我们讨论了按摩以及它的众多益处。本章我们将看看超声波疗法和臭氧疗法，以及它们给予你的很多益处。

超声波疗法是水疗领域最新兴的一类。当使用得当，，它有着极好的益处。

这个章节我们将更详细的讨论这种水疗。

超声波疗法

超声波疗法使用超声波设备，是目前皮肤护理的里层物。这种技术在某些领域已经凸显好多年了，但最近才进军美容护理领域。

超声波很微妙，若使用得当，这种疗法将得到很好的效果。这就是超声波在当今治疗一线如此受欢迎的原因。

只要涉及到皮肤护理，超声波机治疗机便会按涉及传递 1MHz 的连续频率。这样的话，它们就可以以很多方式改善皮肤。

益处

通过按摩之类的活动刺激皮肤细胞，这样就促进那个区域的整体血液循环，仅仅一小会儿，就可以给予皮肤极好的光泽。血液循环依次提升，帮助皮肤吸收营养物质，这些营养物皮肤稍后就可处理，因此，它对外部处理的反应也是极其迅速的。因为皮肤新陈代谢通过治疗得到改善，那么它就能使自己再生并开始闪耀光泽。

超声波的又一好处是使皮肤在没有任何副作用情况下自然脱落。首先用非游离溶液打湿皮肤，接着超声波穿过面部皮肤。它导致死皮细胞脱落，并立即给予皮肤健康清洁的面貌。

超生波疗法对粉刺和伤疤很有用。皮肤再生可以帮助减少粉刺的出现，甚至伤疤也能通过超声波治疗得到明显减弱。皱纹和老龄斑也能通过超声波治疗。当然，要达到明显效果，这得经过几个疗程的持续治疗。

它是如何运作的

皮肤中的自然胶原蛋白和弹性蛋白因为过多阳光照射，化学物质和日常压力逐渐减少。这就使皮肤市区自然弹性。此疗法帮助皮肤重组，使皮肤更柔软更充满弹性。

超声波系统使皮肤发热，因此促进它的血液循环，这对皮肤总体健康是很有益处的。超声波是种无害的治疗模式，因此，在治疗过程中，客人没有什么感觉。

这种皮肤发热帮助减轻脸部肿胀和其它炎症。

甚至在身体的其它部分或整容手术后的康复时期，这种超声波技术可以帮助消除炎症和必然

27

产生的疼痛，由此给客人带来极大宽慰。

可能的副作用

超声波技术对皮肤的改善功能被广泛接受和使用。但在进行此项治疗前，有几点是必须要考虑到的：

不要在干燥的皮肤上使用超声波，因为这能导致皮肤产生干裂和不适。

假如孕妇想使用此疗法让皮肤紧密，最好不要在胃部附近区域使用它。

使用心房脉冲产生器或有心脏问题的人影事先跟水疗专家谈谈，总之，应避免超声波疗法。

水疗专家应注意不要把同一方式和时间的超声波疗法笼统地用于每个人，因此，治疗方法也因人而异。

敏感性皮肤需特别注意。只可以给予温和的治疗疗程，且持续较短时间。

臭氧疗法

大气层中的臭氧减少现在正引起一些环境问题。臭氧是使人身体康复和恢复的一种物质。它给身体解毒排毒，并减少体内的细菌感染。

臭氧疗法，或是通过氧化时身体各组织再生，是可以获得健康皮肤且不用害怕副作用的极佳方法。

臭氧，即 O3，当燃烧起来的时候，它就转变成 O2，即氧气。在身体受挫后，补它需要的一剂氧气，它会再次很快恢复健康！

好处

臭氧保护皮肤不受感染，当它出现问题时，还能帮助它愈合。

对于患有关节炎，静脉血栓，肝炎，溃疡，坏疽，烧伤，血液循环和心脏有问题受伤和扭伤，以及几乎所有常见疾病问题的，臭氧具有一定疗效。因为臭氧能给予身体以精力，患有长期疲乏症的病人通过它可以飞到缓解。

它是如何其作用的

1.

臭氧疗法组织病毒，一般真菌，酵母菌和细菌在皮肤表层繁殖，由此破坏感染的根本因素。这些寄生物不能附于氧气生存，于是分解就能形成氧气的臭氧就彻底消灭它们。一旦这样，皮肤就会回到自然的样子，并感觉很光滑。

2.

臭氧疗法还引起更好的血液循环，由此提升皮肤新陈代谢。当血液循环很弱的时候，红血球聚拢，阻碍血液自由流通，从而减少氧气的吸收。臭氧疗法提供额外氧气，疏通毛细血管，由此减少血小板的形成。

3.

臭氧疗法提升红血球的糖酵解的速度，从而进一步氧化皮肤组织。这种刺激方便体内基本酶类的产生，由此保护皮肤不受感染。

4.

臭氧疗法不仅仅治疗皮肤问题，还能进一步预防感染的发生率。

臭氧疗法的类型

在当今水疗中有各种各样的的臭氧治疗类型。

臭氧桑拿

整个身体（除去头部）长时间被浸入充满湿润的臭氧的袋装结构之中，这对整个身体系统都是极有好处的，因为它给整个身体提供了需要的氧气。

臭氧室

臭氧室是一小蒸汽装置，里面满身臭氧蒸汽或液体臭氧。房间里的温度仅仅调至臭氧不会被破坏时的。这是使身体系统恢复活力极佳的一个方法。

臭氧水

饮用水也可以进行臭氧处理，以致变得纯净可用来利用。水疗中心甚至把臭氧注入他们的游泳池里，还能把水变得清洁卫生。

臭氧空气

水疗中心还使用臭氧使空气纯净化。把大量的臭氧稀释到空气里，这对肺和呼吸功能很有益处。

臭氧疗法非常有效地给予整个身体系统精力，确保找一个有经验的水疗师来操作臭氧设备和一起是明智之举。他们应该了解如何调节臭氧浓度，以及你每次的水疗需要多久时间。

第九章

家庭水疗设备

现在，我们在最后几个章节里看看可用的不同水疗法，本章节我们将讨论一下 SG2000 家庭水疗设备以及相关事项。

SG 2000 家庭水疗设备的优势

SG 2000 家庭水疗设备有很多优势，这使它成为了自家的最好的家庭水疗设备。这种水疗设备取代了一种设备的数不清的装备组件，排除了对不同组件的需求，并且组装起来简单又快捷。这种极佳的家庭水疗设备似乎能以一项三。

SG 2000 家庭水疗设备让你享受到超声波泡泡浴，臭氧泡泡浴，使用红外线的磁性浴，所有这些都包含在一种设备里。不用改变附件和装置，并且这种家庭水疗设备安装和使用起来都十分简单。

这三种疗法提供了极可意浴缸，桑拿，或常规洗浴不能相媲美的回报。SG2000 有一块柔韧的陶瓷水疗垫，它含有由陶瓷制成的一种特殊细胞，这种细胞可以促使浴缸里产生磁能。这就可以使水温和并且帮助保持水温。让水保持在更为温暖的温度会延长放松过程，从而受益。与大部分家庭水疗设备相比，使用它可以在更短的时间里享受更多的放松。

SG2000 家庭水疗设备每秒还释放数百万的泡泡，这些泡泡里充满臭氧。臭氧帮助提升浴室里的氧气质量和集中度，还提升细胞水平活性，并帮助身体处理氧气。这就促使身体健康保持在细胞层次，这是最小的层次。如果细胞是健康的，那么身体也就会是健康的。氧气以一种自然抗菌、抗病毒的形式运作着，因为高级氧在微生物引起皮肤问题之前就消灭了它们。

SG 2000 家庭水疗设备的第三种疗法涉及到使用超声波，即通过使用超声波波段，每秒产生数百万的泡泡来放松整个身体。在里面仅仅浸泡 15 分钟，就相当于慢跑三千米。这种疗法还使热气进入到组织和骨头的深层，这就极大促进了贯穿于整个身体的血液循环。超声波还能在不用粗糙的肥皂和清洁剂的情况下，帮助达到皮肤和细胞的深层清洁。水疗之后，皮肤会变得光滑并重泛光泽。

在涉及成本、方便、隐私和个人清洁卫生方面，SG2000 还具有一些优势。大多水疗的花费一般以 100 美元或更多起价，而且这还仅仅只是一次治疗。有了 SG2000，治疗花费就大大降低了，因为你可以用一次花费获得无数治疗。这就意味着每次治疗花费的一百或两百美元被取消，你仅仅只需花钱在水疗油和水疗盐上。

方便是 SG2000 家庭水疗设备的一大优势，因为你可以带它到任何地方。它轻且便于携带，可以在任何浴缸里操作使用。可以带去度假，短期旅行和商业出行，不管在任何地方，它都让你得到放松并保持健康。

隐私是 SG2000 家庭水疗设备的极大益处，因为是在自家浴室的私人空间里。你不用在别的顾客面前暴露，或是担心在没化妆和梳好头时被人看到。不用离开家，你能拥有绝对的隐私，绝对隐私。

个人的清洁卫生是 SG2000 的家庭水疗设备的另一个极佳好处。因为水疗期间，有臭氧释放出来，毛孔和皮肤变得清洁无污垢。臭氧是极好的杀菌消毒剂，它保证在做完水疗后，杀死自然存活于皮肤里并引起疾病的细菌，病毒，和真菌，让皮肤没有微生物。

水疗的类型

SG2000 给任何使用它的人都提供数不清的益处。这种设备用同种装置提供不同疗法。它提供三类主要疗法，那就是臭氧或负离子疗法，超声波疗法，以及远红外线疗法。这就让 SG2000 用一种易使用的装置以一敌三。

臭氧或负离子疗法

臭氧或负离子疗法是 SG2000 以数百万满含臭氧的泡泡形式完成的。臭氧疗法被证明可促进细胞活性以及提升细胞氧气强度。它将有利于治疗皮肤感染和较小的割伤、刮伤。臭氧疗法还有利于整个身体排毒，此外，还带有热水和蒸汽的消毒功效。它还能清洁淋巴系统（它缓慢进行，大概要花一天时间涵盖整个身体）。臭氧疗法通过更快地排出毒素，从而清洁淋巴系统，并给其消毒，让你长时间感觉棒极了。臭氧疗法不像其它形式的疗法那样，需要针灸和昂贵的医药费，照这样，它在没有任何难题的情况下，就能提供各种好处。这种疗法有利于氧化体内的每一个细胞，从而让人看起来和感觉起来都很棒。

超声波疗法

SG2000 还提供超声波疗法。这些治疗能产生可深入到肌肉和骨头里的热能。进行这种疗法 15 分钟就会燃烧 200 到 300 卡路里，相当于费力的 3 千米或 5 千米慢跑，而且，它还让你整个身体完全放松。超声波疗法还提供极佳的按摩，在超声波泡泡浴中五分钟的按摩，相当于被专业按摩师按摩一小时。这让你在皮肤或肌肉没有任何直接压力的情况下获得按摩享受。超声波泡泡会使你的皮肤细胞膨胀并渗入皮肤。这就有利于促进血液循环，改善身体细胞层次的活性。这些益处将提升健康状态。在排出组织和细胞里的毒素的时候，它还能深层清洁皮肤。还能给予你皮肤年轻光泽，让它容光焕发看起来让人难以置信。

SG2000 还提供远红外线疗法。这种疗法在关节炎和关节僵硬方面很有益处，并且让水疗中的水保持温暖，从而可以最大受益。这种疗法通过深层排毒和清洁，促进全身血液循环和淋巴循环。它还放松肌肉和身体支撑结构，深层清洁身体和皮肤，提升其柔韧性，同时促进胶原蛋白的产生。胶原蛋白对正处于老化期并很关心自己容貌的女士是很重要的。这种疗法还对减肥和提升身体新陈代谢很有效，它强化身体免疫系统，从而保持健康。

家庭水疗设备个人故事

SG2000 家庭水疗机器不仅仅是你的家庭水疗业务或健康需要的可靠产品。它所做的远远不只这些，作为一种挽救和接触不同人群并让其见识自己功效的工具，这种产品不断超越作为水疗机的价值。对于 SG2000 家庭水疗机器的大部分用户来说，它不只是房子里的一种家居装置，一种锻炼机器，一种家庭水疗业务，相反，对于已享受到其恩惠的人来说，颇有前景的家庭水疗机是一段个人故事。

树立自信

杰西告诉我们有关她的使用 SG2000 获得自信的故事。之前，每次照镜子，肥胖问题都让她困扰不已。不停的跳跃也没能瘦下来，这使她更加沮丧。

之后，她被一个很久没联系的朋友邀请参加一个水疗会。之后她对 SG2000 家庭水疗机器有了很深印象，于是决定给此减肥法一个机会。仅仅两周，她就减掉四千克。这种有望的进展促使她继续使用 SG2000 家庭水疗。尽管她了解到她的减肥法要求集中和努力付出，但这种有价值的过程让她重拾了自信，因为她减得更多了。有了 SG2000，她每天都是笑着醒来。SG2000 给了她很棒的身体并帮她征服了恐惧。

治疗肿瘤

SG2000 家庭水疗的缓解压力功能可以产生不可思议的甚至奇迹般的结果。通过使用家庭水疗设备，一位脖子上生有肿瘤的病人感觉他的肿块变小了，通过继续使用 SG2000 提供的不同疗法，它变得越来越小，越来越软。这种家庭水疗机用四个月治好了跟了他三十年的肿瘤！这就是 SG2000 家庭水疗机短时治疗永久性疾病的作用。

最艰苦时期的希望

SG2000 家庭水疗还是晚期疾病希望的灯塔。来自加拿大的佛罗伦斯女士正照料患中风的丈夫。她选择了不同的疗法来给丈夫进行治疗，偶然中发现 SG2000 家庭水疗设备。了解到这种水疗设备的益处后，她同意让丈夫使用它。从那之后，她就再也没停止使用，因为她的所有家人都从家庭水疗设备提供的水疗体系中获益。除了她丈夫患病的最艰苦时期，SG2000 家庭水疗设备一直在那儿等候他的需要。

抗压和抗疼痛

在快速的生活节奏里，我们处于各种各样的压力之下，这些压力引起了身体疼痛和偏头痛。因为身体只能承受这么多，这些损耗对我们的健康造成极大威胁。这样的情况下，SG2000 家庭水疗设备帮助了很多人。来自新加坡的恩格小姐就是个证明。她患有偏头痛和周身慢性疼痛，她健康增补了十年，每月花费 500 到 600 美元。然而，通过使用 SG2000 家庭水疗设备以及进行常规锻炼，她开心地发现曾经尖锐的疼痛消失了。通过使用 SG2000 家庭水疗机，她能从增补里省下钱并且发现了她先前健康状况的秘密。

一个鼓舞人心的故事

来自台湾的周女士给我们展示了 SG2000 家庭水疗设备施与她的恩惠。自从从二楼摔下来后，她因腰部下垂而瘫痪了。这种瘫痪是如此的糟糕，以至于她只能爬来爬去，且每天都要参加治疗。

医生告诉她一个残酷的消息：她将要靠轮椅度过她的下半生。那时候，朋友邀请她使用 SG2000 家庭水疗设备作为她的治疗方法，她感觉不到痛了。努力做了一个月后，她能走了。大大出乎医生所预料，在使用了此设备六个月后，她开始穿着高跟鞋跳舞了。这是个真实的个人故事，直到现在，不管何时说到自己的故事，都让周女士啜泣不已。SG2000 家庭水疗设备在她的人生最低谷时期带来了奇迹。这样一个给予人灵感的故事是 SG2000 家庭水疗设备功效的写照。

除了这些启发性的故事，还有成百上千的人有着他们的故事要说。通过这些真实故事，SG2000 家庭水疗设备在健康的名义下建立了一种有效，可靠甚至卓越的产品形象。或许在使用它之后，你将来也有自己的故事相告。

是什么让 SG2000 家庭水疗设备值得让我们花费？

SG2000 家庭水疗设备有很多益处，这让购置它的花费变得物超所值。这种家庭水疗设备可以以一种设备当三种使用，且单独购买每种设备的价格都是一笔极大的钱财。有了 SG2000，你能以一种非常合理的价格获得三种水疗装置。

私人水疗每次要花费 100 美元或更多的钱。通过购置 SG2000 家庭水疗设备，每次治疗最多花费几美元。用 SG2000 提供的三种不同类型疗法，你每次可以节省上百美元。定期使用 SG2000，这种奢华的享受并不要花费很多钱，省下来的钱你可以选择用来在其它方面上保养自己。

你的隐私值多少？如果你去一个公共或私人水疗会所，有可能对你的隐私或独处感兴趣的其他客人。有了 SG2000，把浴室变成水疗地，由此你的隐私就得到了保证。没有人在你放松时间打扰你，你不用担心在你状态不好、没穿戴好、没化妆、没梳头的时候被人看见你，没有人会在你放松和享受水疗的时候看见你，除非你邀请他们进入浴室。

SG2000 家庭水疗设备极其轻便并方便使用。这种水疗可以到任何你去的地方。在家或是路上，不管你去哪儿，SG2000 都是一种轻便的放松设备，它益于你放松并感觉很棒。任何曾旅行过的或度过假期的，都知道，这很容易引发压力。有了 SG2000，不管你是为公事出门或私人娱乐而旅行，压力都跟你变得没有关系。光这个益处就让 SG2000 值得被购买。拥有一个放松无压力的人生值多少钱？

清洁是 SG2000 的另一大益处，让它更为值得购买，并且这种家庭水疗可用臭氧疗法消毒。这可以省掉潜在的医药花费。细菌和其它可引起微生物的疾病通过 SG2000 的水疗得以排出。在不使用伤害皮肤和使皮肤干燥的肥皂和化学物质情况下，你可以让身体清洁并恢复活力。通过使用这种设备的水疗，皮肤会更柔软、更健康。在没有肥皂和身体清洁剂引起的有害影响下，你的皮肤不管看起来还是感觉起来，都会很棒。SG2000 自然清洁皮肤，同时在有害病原体引发疾病之前破坏它们。

SG2000 家庭水疗设备有数不清的益处使它很值得被购买。与这种设备的合理花费想比，去水疗中心获得同样的益处要花费更多的钱，并且没有隐私可言。

为什么要使用 SG2000 家庭水疗业务取代他其它家庭水疗业务？

是什么让 SG2000 家庭水疗业务比其它家庭水疗业务好？为什么 SG2000 家庭水疗业务优越于其它家庭水疗设备和在这儿不公开的一些家庭水疗业务，这是有原因的。有很多家庭水疗设备（在这儿不公开）要价极高，且设备不合格，不能像它们广告中说的那样工作。使用 SG2000，你可以以合理的价格获得高品质的设备。

一些家庭水疗业务可能要求你以购置大量昂贵的设备或花费很多钱起步。使用 SG2000，起步价很低，不要求预付大量资金。没有任何昂贵的人工成本会和 SG2000 家庭水疗业务机会联系到一起，没有经常性的花费。这也就意味着，当你开始 SG2000 家庭水疗业务时，赔钱的可能性更小。

存货清单是 SG2000 向会员提供更多益处的又一方面。在 SG2000 系统里，有实际最低库存，如过真的话，就需要被存储和跟踪。这就意味着没必要保留着很多堆积如山的存货清单。这就为你节省了空间并遏制问题加剧。另外，SG2000 体系还为你节省了时间，每周花几小时必须去追踪的大多数其它家庭水疗业务要求的存货清单的时间。与其他家庭水疗业务机会相比，SG2000 家庭水疗允许最少的时间和设备。

SG2000 水疗业务提供的另一大益处是：提供高利率。就是说，通过 SG2000 家庭水疗业务，你可以赚更多钱。很多家庭水疗业务，成本高，利润低。而 SG2000 家庭水疗业务，利率比其他竞争对手都高。是更大的利率百分比，这个百分比是给你的。毕竟，是你在经营业务和做所有的事。所以，为什么你不该获得更多的回报，最多大于总利润五分之一的回报呢？

SG2000 还为你节省更多时间让你从事生命中其它重要的事情。这种体制不像其他家庭水疗体制那样，因为不需要仅仅只为了让业务进行下去，每天延长大量时间。甚至在投入有限的时间时，也能赚到钱。不过，投入的时间越多，你的家庭业务获益也就越多。不像这种类型的其它业务，你可以选择工作一天或一周。由你来决定要花多少时间做自己的业务。

SG2000 家庭水疗业务机会向会员提供了其它水疗业务不能提供的很多益处。SG2000 家庭水疗业务机会还给新成员提供支持和培训。若有需要，在专业帮助下，你的家庭水疗业务能快速轻松地起步，并运营起来。

其它家庭水疗业务

现在有很多水疗中心和水疗相关业务迅猛增长。
商业圈越来越多的人认识到，大量利益牵扯到了这种流动的水疗业务。

对于任何负担得起的人来说，去做水疗的确是一种乐趣。它可以选择多种治疗和疗法来修整自己。身体按摩或面部按摩总让人变得年轻和恢复活力。香料按摩和水治疗法也包含了治疗和充电功效。

有一些水疗中心和水疗业务提供了些尖端服务。很多水疗中心甚至提供了像极可意浴缸这样的艺术级设备。而它们中的很多做得很到位、很受顾客青睐。但做这样的水疗中心的会员还是会有些弊端。它们是：

昂贵

首先，这些水疗中心价格都趋向昂贵，除非你是那种很有钱的，不然实在是无法负担每天持续光顾它的花费。甚至就一个月去一次两次，其花费也让人痛得直痒痒。

缺乏隐私

对我们所有的人来说，隐私很重要。在水疗过程中，我们都期望独处。在此过程中，任何人都会对外来干扰或好管闲事的好奇者感到恼怒！

在假期前和假期期间，水疗中心变得人口繁多，因为那是人们仅有的可以做自己事情的时期。如果你成功预定好，你将很有可能要等待前一位顾客腾出房间，或是会被推荐到另一间已人满为患的水疗室。

不干净

　　清洁是从不会在公共水疗场所得到完全保证的，极可意浴缸需要定期清洁，水得被更换，还得遵循很多其他卫生标准。但你从来都不能真正说他们确实做到了，哪怕是在最好的水疗中心。如果那里的员工疏忽职守，甚至只是一天。你也可能被一些危险的皮肤传染病或类似疾病袭击。

　　花了那么多钱还要遭受这种治疗的不良作用折磨是不是很愚蠢？那么，解决办法是什么？

　　最好的办法便是建立一个个人专用的家庭水疗。那儿，你可以每时每刻，以世界最好的水疗产品来慰劳自己。还可以在自己家中舒适地享受使用自己的水疗设备的优待！

订购你自己的家庭水疗可提供三种益处，如下所列：

清洁---使用自家的家庭水疗，你是唯一使用此产品的人，因此就不像公共水疗场所那样，你能完全确保它的干净清洁。这就意味着，你不再受任何传染病或疾病的威胁。

隐私—使用家庭水疗，不用排队等候。你将有自己的专门设备，可以在你任何方便的时间使用，一天想用多少次就用多少次。你的隐私得到完全保证，隐私就不成问题了。

一次花费---家庭水疗给你提供的最终的，或许也是最好的益处便是，对于所有这些便利，你只需花费仅仅一次！ 去公共水疗你每次都得花钱，但当你在家拥有了自己的设备，就仅仅只需花一次钱，那就是在你购置产品和设备的时候。在那之后，你可以随心所欲的多次使用它。

　　既然有如此多的益处，去买自家的水疗设备就是相对理想的了。你可以以一个很合理的价格，一次付款，在家里享受所有这些最棒的舒适和便利。

第十章

桑拿和浴缸

上一章，我们讨论了拥有一台 SG2000 家庭水疗的可获得的益处。这章，我们将看看桑拿和超声波泡泡浴的不同方面及益处。

桑拿的益处

做桑拿有很多益处。几百年来，桑拿被许多国家的人们使用着。一直可追溯到本土美洲人为宗教和健康目的建立第一个蒸汽浴室，他们称其为蒸汗室。桑拿提供的很多益处广泛涉及到了健康和美容功效。

桑拿的一大益处便是有利于减肥，坐在桑拿室里，会帮助身体以类似慢跑的速度燃烧卡路里。仅仅是坐在桑拿室的蒸汽里就可以实现卡路里的燃烧和减肥。这是减肥的最为容易的可用方法。没有剧烈运动的要求，亦没有发生身体损伤的可能性。桑拿促进新陈代谢，也就就提高了脂肪燃烧量。血管还得到扩张，让更多的血液在身体的各个区域流通。

花时间在桑拿上极好的一个益处便涉及到脂肪团。脂肪团很难被排出或分解。桑拿帮助分解脂肪团，由此它就能从体内排出。脂肪团能引起皮肤凹凸不平的连锁反应，这是很难看的，而对日益变老的女士来说，这是个很大问题。桑拿帮助分解皮肤下的脂肪团，去除难看的外观，留下没有瑕疵的光滑皮肤。

放松紧绷的肌肉是做桑拿的另一益处。桑拿室的热气深入体内，引起身体里所有支持结构的放松。它还帮助缓解僵硬和疼痛的肌肉痛苦和不适。紧绷的肌肉可增加组织里的毒素。通过放松肌肉，桑拿还有利于清除任何住在肌肉组织里的毒素。

桑拿还可以让你在很少的时间得到治愈，坐在桑拿室导致血液流至身体的所有区域。这种额外的血流量会让伤口在更短时间、以更少疼痛更快愈合。做桑拿加速身体修整过程，让身体修复大大加快。

桑拿是让皮肤和身体干净无暇的一种很容易的方法。桑拿室的蒸汽打开皮肤毛孔，排出皮肤和体内毒素，让你彻底清洁和修整。皮肤看起来和感觉起来更年轻。桑拿有利于排出身体系统的所有污染物，在增强健康状况的同时，给人更多的能量，让你看起来很棒。

保持苗条和看起来很棒的同时，得到健康舒适，桑拿的多种益处让它成为得到这些效果的一个理想办法。桑拿帮助治愈身体，让你完全放松（身体抑或心理），排出体内所有毒素。提到桑拿数不清的益处，只有你在为自己的健康美丽使用它时，才会变得真正有意义。

超声波泡泡浴

超声波是一门仅仅涉及超声波技术和此技术应用的科学。超声波是声音和听觉波普的一部分。但它是波普里的有着一种太高频率而不能被人耳听到的那部分。这些频率的震动，以及材料连同运用都是超声波的科学研究。空穴作用是科学领域里用来描述那些泡泡的形成以及活性的词。泡泡是在一种液体里形成的，当溶解气突然弹出液体，由于下降压力，泡泡就形成了。

超声波泡泡浴是最新的健康和美容技术。这种最新的水疗设备运用最新式的超声波科技带来了许多益处。超声波技术十年来异军突起并经常用于医药科技领域。孕妇在妊娠期间用超声波,看胎儿是否有什么问题。这种技术用于未出生婴儿和它的妈妈,是足够安全的,没有一点有害的副作用。假如超声波有任何危险,这都不会被使用。

科学界长时间以来就了解到泡泡在杀死有害于身体健康的微生物方面很有效。泡泡在液体中形成,当溶解气突然弹出液体,由于下降压力,泡泡则形成。当超声波用于液体中时,它就会引起气泡的形成,在它们形成之后,这些泡泡会突然爆破。这种聚爆,或崩溃,能引起脏物分解和溶解,同时破坏了其它细菌和微生物。水深和压强都影响泡泡的形成。若水太深,泡泡根本就不会形成,因为压强太大。科学家发现,杀死微生物最为有效的方法是:使用在深浅适中的水和压强产生的气泡。此描述非常清楚地形容了家庭水疗的情况。使用家庭水疗在杀死有害微生物上非常有效。

超声波泡泡被用于水疗治疗,在家和在公共场所的或私人水疗,都采用了此种疗法的很多益处。然而,在没有征询医生建议之前,某些人是不应使用超声波泡泡浴的。很累或筋疲力尽的人是不能使用这些洗浴中的一种的。如果你焦虑或兴奋到了一定程度,要避免这些类型的水疗,直到情绪平静下来。若你极度饥饿或大餐之后极度饱,使用此疗法前,你要等会儿。若你处于酒精或药物的影响之中,应以任何代价避免超声波浴。此外,若你是孕妇,老人或孩子,或是假如你有外伤,或严重的疾病,那么要避免这种疗法,除非是在医生的指导下。

超声波泡泡浴:它们是如何不同于其它泡泡浴的?

超声波泡泡浴是独一无二的,它不像其它任何类型的泡泡浴。在正态磁泡浴中,泡泡是通过使用化学物质或肥皂,在加水时创造产生的,产生的大量泡泡会对皮肤有害或有刺激作用。超声波泡泡浴,是不需要用到肥皂和化学物质的。事实上,仅仅只有某些浴油和浴盐应该被用于超声波泡泡浴中。

超声波泡泡浴是通过使用一种特殊的垫子起作用的,这种垫子包含了专门的有磁性的陶瓷细胞。当空气被抽进这种垫子里,臭氧,红外线和负电荷离子就会产生。这就迫使臭氧和气泡进入到浴缸里的水中,在那儿,臭氧和水泡彼此相撞。这就导致泡泡爆破,放出超声波。超声波每秒可放出多达 1200 个泡泡。

超声波泡泡浴对健康和美容有很多益处。

它带来了其它泡泡浴所不能带来的很多好处,它是独一无二的。超声波泡泡浴不仅是种典型的洗浴,还是一种全身水疗治疗,并且这些泡泡跟那些单独由空气产生的泡泡大不相同。除了产生泡泡的的空气,还添加了臭氧,这就是这类泡泡浴完不同于一般的泡泡浴的原因,它没有它们的弊端。

常规泡泡浴中,肥皂或其它化学物质被加入温水中。这些泡泡会产生疼痛感,所以必须避免弄到眼睛,并且让它们进入到嘴或鼻子里也是不明智的。假如泡泡被吞进去,会引起肚子疼,或吞进大量的,就会引起腹泻。正态磁泡浴中的泡泡并无帮助,有时还阻碍治愈进程。若洗浴之后,你没有冲洗掉,这种泡泡就会留些粘稠物在皮肤上,让你觉得脏和不干净。

做超声波泡泡浴会比做一般泡泡浴感觉要好得多。超声波泡泡浴有很多益处，将会在提升健康状况的同时，保持美丽以及保养正老化的皮肤。为获得最大程度的健康和美丽，超声波泡泡浴可以每天都做。但每周做一两次的水疗将比每周做一两次典型泡泡浴效果好得多。超声波水疗泡泡浴的作用要比常规泡泡浴大得多，它让你感觉更健康，更放松，比曾经更好。

超声波泡泡浴和一般泡泡浴的不同包含了泡泡产生的方式，它结合了空气和臭氧，涵盖了超声波技术给健康和美丽带来的众多益处，有着额外的特殊细胞组成的垫子，这种垫子产生臭氧，负离子，以及红外线，还在泡泡浴中加入了超声波。

超声波泡泡浴的好处

超声波泡泡浴对健康美丽和整个身体状态都有很多益处，这是任何其它类的泡泡浴都无法与之媲美的。这些益处包含了清洁，抗毒，使皮肤和组织健康，放松，减肥，以及促进新陈代谢。

超生波泡泡浴的一个益处是有益清洁。超声波泡泡浴分解脏物和其它颗粒，让皮肤看起来干净且气色好。超声波还杀死危险病害、影响健康和生命的微生物。不需要化学物质和肥皂，仅仅只需用纯净水和想用的浴油、浴盐就能让你变得很干净。其中的热气打开毛孔，于是堵塞在毛孔里的脏物、细菌和其它微生物就可以被移除，同时还清除了皮肤表面的脏物及微生物。不会有疼痛感发生，因为仅仅只是使用水。

治愈是超声波泡泡浴的另一大益处。超声波促进血液流至皮肤和伤口。这就让血液中的修复因素加快治愈伤口。这类泡泡浴甚至还能用于嘴部组织，帮助治愈鹅口疮，口腔溃疡，干裂唇。

超声波泡泡浴在常规基础上保养皮肤和身体健康有着极大疗效。促进血液循环帮助更快更有效地排除体内和细胞里的毒素。皮肤会保持极佳状态，肤质紧致。没有使用肥皂和化学物质，这意味着皮肤将不会裂开或是受刺激（导致红色斑点），皮肤会看起来年轻漂亮。

超声波泡泡浴的另一大益处是它带来放松。身体的所有肌肉和其它组织都会完全放松和轻松下来。再没有痛苦的肌肉疼痛，这种疗法将很快很轻松地治愈它们。

超声波泡泡浴是减肥的一大疗法。十五分钟的治疗会燃烧的卡路里相当于跑 3000 米到 5000 米消耗的。它还促进新陈代谢，甚至在你不运动或睡觉时也能燃烧更多卡路里。在放松和享受洗浴的同时，水疗会移除几磅重量。开始几周之后，效果将很明显。让你更苗条，更有曲线感。自信度也会得到提升，因为你看起来棒极了，因为这，你将会更开朗。这还会让你保持健康舒适，以及更轻的体重，这意味着更苗条健康的身体，也就更显活跃更有能力。

超声波泡泡浴的很多益处让它变成很棒的水疗方法，而且在家使用也很简易。这种水疗会促使你保持健康和美丽。

创造家庭水疗泡泡浴

在家，在自己的私人浴室里创造自己的水疗泡泡浴很容易。通过使用 SG2000 家庭水疗设备，创造水疗泡泡浴就变得再简单不过了。不需要用有害化学物质或刺激溶液获得大量对身体健康和舒适状况有影响的泡泡，在安静且私密的家里，家庭水疗可以很方便快捷的安装，从而产生水疗泡泡。

通过家庭水疗，你可以随时享受水疗泡泡浴，不管是白天还是黑夜，只要你想或是你需要。操作简单容易。把浴垫放进浴室里的家庭水疗机里，用冷水盖住。打开热水直到变成你想要的水温，给浴盆放水，直到你喜好的深度。打开水疗设备，爬进浴缸。当水疗泡泡起作用的时候，产生的美好感受会让你惊喜不已。水疗泡泡浴可被调制到任何你想要的位置。

为什么要去公共水疗去花一笔骇人的钱财，且反复考虑着隐私，清洁和机密这样的问题？在家进行水疗泡泡浴，你可以获得水疗泡泡浴疗法的所有益处，并且没有伴随公共水疗而来的任何弊端。外加其便利因素，因为你可以在家或任何你渴望的时候创造水疗泡泡浴，不用预约。如果你觉得自己够幸运的话，就去水疗中心体验水疗泡泡浴吧。在家创造水疗泡泡浴，可以让你在需要的情况下频繁使用此疗法和获益，不用等太久，只需花点时间给浴缸放满水和打开家庭水疗设备即可。

创造家庭水疗泡泡浴会让你持续地感觉和看起来健康良好。这种水疗的好处有很多，创造它，你就能更频繁的使用它，这将给你的健康舒适都带来益处。你的自我评判和自信也将会得到提升。因为这种水疗泡泡浴能很好的作用于体型塑造方面，还有放松，消除疾病和分解脂肪团，让你和你的身体，无论处于什么年龄，都看起来漂亮。

为促使你在家庭水疗泡泡浴上最大获益，这儿有些建议。这种水疗确实能让浴室力的空气清新并促进空气流通，这对你是很有益处的。要确保水位不是太高，否则水疗泡泡的功效会被减小。一次性在水疗中呆上多于一小时并不是一个好主意，最多一个小时就可以了。在使用水疗泡泡浴前，先快速洗个澡，擦洗掉身上的脏污和污垢，这会使你更为受益，让皮肤得到深层清洁。选择有你喜欢的香味的极好水疗油，躺在那儿放松吧。

把浴缸变成水疗地

上一节，我们对家庭水疗泡泡浴的益处留下了大致印象，这一节将帮助你了解如何把浴缸变成奢华的水疗浴缸，以及使用家庭水疗要比公共水疗好多了的原因。

把浴缸变成水疗地操作可以非常简单。

留心在自家以每种方式重复做水疗的细节是很有好处的。很多水疗中心提供水疗油和水疗盐，除此之外，还有蜡烛，音乐，浴袍，手套和袜子，身体擦和护肤液，身体和头皮按摩，以及其它水疗附件。也可能在浴室门口贴上一个标志"请勿打扰"或"请保持安静"，这就为水疗体验设置了一个好的环境，并让其他人知道你现在需要独处，于是，就不会被打扰。

浴室的气氛将帮助你修整和放松，由此，你就可以从家庭水疗中获得更多的好处。

为了让水疗更令人愉悦放松，这儿有些你可以做的事：
1.
挑选一些有着你喜爱的香味的蜡烛，把它们放在房间四周，然后点燃，让空气中充满怡人的香气，从而缓解紧张并使情绪平静下来。

2.
选择你想在水疗中使用的适当水疗油或水疗盐，然后把它们加入水中。

3.

贴一个"正忙"的标识，由此，在你远离压力和烦扰的时候，就不会有人来打搅。

4.

买一件极其舒适的浴袍，仅仅在水疗时使用。这将促使你觉得自己备受呵护并精神振作，就像专业水疗那样。

5.

挑选一张 CD，有你很喜欢的且让人舒心的音乐的 CD，做水疗期间播放它。

6.

确保做水疗的时候，有足够的饮用水。因为这种疗法结合了热气，如果水疗期间没有喝大量的水，造成干燥是很有可能的，喝些水会帮助身体解毒和清除毒素。

　　除了水疗浴缸，专门的袜子和手套也是要为家庭水疗准备用到的。根据和衣服一起提供的操作指南上说，从很厚很柔软的保湿手套，到反射按摩疗法的手套和袜子，这些物件是用来按摩的。通过购置这些物件，你能以更少的钱在自家浴室给予自己很棒的享受。反射按摩疗法提供按摩，还展示了手和脚的同身体某些区域的疼痛相连接的一些穴位，比如手外部就影响背痛，脚趾的某个特定位置可以影响鼻窦。

　　把浴缸变成水疗地的最重要部分是：家庭水疗设备赋予了水疗治疗。在水流动并上升之后，开始水疗。以少部分的花费（相较一个专业水疗或公共水疗），在自家隐秘的浴缸里，尽情放松和享受家庭水疗。水疗的健康和美丽益处是不计其数的。通过把浴缸变成家庭水疗地，你可以在任何你想要或需要的时候，拥有这些治疗，这将导致塑造一个更健康的你。

第十一章

建立家庭水疗

在前面的章节中我们知道全世界有许许多多种水疗浴和桑拿浴，也证明了它们在家庭中的重要性。现在，通过对比家庭水疗与公共水疗的差异性，让我们更深入地了解一下家庭水疗的益处。

家庭水疗对健康的益处

家庭水疗对健康的益处包括：

放松肌肉，强身健体

清热解毒

改进循环

燃烧脂肪，乃至更多

家庭水疗的益处之一就是可以强身健体，它旨在通过沐浴驱除疾病。而在自己家中享受水疗也会对自身的免疫系统以及其他疾病产生积极影响。

清热解毒是家庭水疗的又一益处。细胞、新陈代谢产生的废物及毒素通过水疗会很快地从身体内排出。家庭水疗又能帮助平衡身体的酸碱度，让你从身体上感觉舒服，从而避免了它们时高时低的紊乱。与此同时，淋巴系统的功能也加快了。淋巴系统主要是负责排除我们身体内的垃圾，像细菌，病毒等，这个循环过程通常二十四个小时完成一次。而家庭水疗会加速这个过程的进行，因此，每天有更多的废物会被摧毁并排出我们的体内。

贯彻全身的血液循环也显著地增强了，更多的血液和氧气通向全身各处包括四肢和关节。这对于那些经受着关节病和风湿病痛苦的人来说是大有益处的。更多的血液和氧气流向关节，减少了肢体的僵硬和疼痛，也减少了对身体造成的破坏。

家庭水疗对健康极好的益处就是可以减肥。在家庭水疗中坐 15 分钟与慢跑几公里的效果是一样的，可以消耗 200-300 卡路里。家庭水疗同时加快了身体的新陈代谢，即使你是在坐着或者睡觉，也以非常快的速度消耗身体里的热量。这样做的好处就是你的体重减轻了，而且还会一直保持着。因为你的新陈代谢一直处在较高的水平。

进行家庭水疗会增强你的肌肉和皮肤的韧性与弹性。无论你的实际年龄是多少，家庭水疗都会让你焕发出青春的活力。你的肤色会变得干净透明，即使不化妆也让你看起来容光焕发。你的身体也变得柔韧灵活，让行走更轻捷。

家庭水疗对你的心脏、动静脉和血压有着令人惊异的益处。家庭水疗不但会降低血液里的胆固醇含量，而且还可以让血压正常化。这会预防心脏病、中风和其他与高血压、高胆固醇有关的疾病。

家庭水疗加快了淋巴的流动，再加上解毒作用的影响，家庭水疗同时也增强了自身的免疫系统。肌肉和关节产生的疼痛减轻了，让你感觉身体很棒。通过放松与平静情绪，你的心情和心理健康也会有极大的改观，让你心平气和，不再冲动。家庭水疗也会帮助促进消化系统的蠕动。

家庭水疗与公共水疗的分析

使用家庭水疗的原因

家庭水疗与公共水疗相比在很多方面占有优势，如费用、便捷性、隐私、卫生及使用频率等。公共水疗对待每一位客户都是一样的标准，而家庭水疗则会根据你的需要与需求量身定制，从而得到了最终的奢华与放松。

费用是选择家庭水疗而不去公共水疗的最大问题。进行家庭水疗，除了负担买设备的费用外，每次水疗唯一的花费就是一点电费加上精油、盐、蜡烛及其他你所需要的配备物件的费用。公共水疗每次的费用就要几百美元，而在一些好一点的场所，三四次水疗就要花费至少 4 位数。家庭水疗你可以轻松很多，你不需要断胳膊断腿，更不需要倾尽所有，就可以按照自己的意愿尽情地放纵自己。

便捷性是选择家庭水疗的一个比较普及的原因。本身去公共水疗就很麻烦，再加上去了之后还要等到轮到你为止。而家庭水疗时刻为你准备着，随时可以使用。不再需要打电话，预定时间，挤人群，以及遇到交通，天气这些问题。家庭水疗意味着你可以尽情地享受你的私人空间，即使旅游也可随身携带，因此任何一次沐浴都可以转变成一次非常舒适的水疗体验。

家庭水疗的隐私性是说在水疗过程中不需要再担心别人看着你。不用提前预定登记，也不需和别人一起，你可以坦然地走进私人的水疗区，进行着极为舒适的水疗按摩，不再担心你长什么样子或者是不是有人在看着你这些问题。

与公共水疗不同，清洁不再是家庭水疗需要关心的问题。你使用自己的私人浴室，不用担心在你之前是否有其他人用过，或者浴室是否清洁到足够杀死细菌。你可以完全放心，因为浴室是按照你自己的标准进行清洁的。

清净是家庭水疗带来的一个极大的好处。家庭水疗没有其他的顾客，所以不存在有人试图打断你的谈话或妨碍你的放松过程的机会。你可以尽情地放松，不怕被人打扰。

选择家庭水疗的最大益处之一就是进行水疗的次数。使用家庭水疗你每天都可以进行，如果需要，一天还可以进行几次。你自己经营，可以根据需要随时进行水疗。公共水疗是根本不可能的，因而进行水疗的次数是有限制的。

除了健康因素外，家庭水疗比公共水疗有益的原因有很多，在很多方面都占有优势，不论是便捷性还是费用，或者是隐私性和卫生标准等，都处于绝对优势。

为什么不选公共水疗？

很多理由可以证明公共场所水疗并不是很有益，这包括卫生问题，隐私问题，效果问题，昂贵费用等等。这些因素可能由于个别的公共水疗而多样化，标准也因而改变。有的公共水疗可能既卫生又有效，而另外的则可能存在严重的健康危害。

卫生是首要关心的问题。并不是所有的公共水疗都严格遵循相同的卫生标准。一些能引起疾病的细菌我们用肉眼根本看不到，即使那些看起来很卫生的水疗设施也会比大城市里医院病房的细菌还要多。当许多人用同一套水疗设施时，细菌，病毒及其他微生物的危害是一个不容忽视的问题。接触性传染病一直是现代社会的极大威胁。在公共水疗中，极有可能出现这样一种情况，任何一位患有疾病或传染性疾病（如肝炎，HIV，，艾滋，SARS）的顾客使用了公共场所的水疗设施，都有诱发潜在危害的可能，甚至是死亡。没有人愿意让身体遭受不适或者生病，即使只是一次小小的感冒。我们不可能保证公共场所的水疗设施像我们家用的设施一样没有微生物细菌，没有传染性病毒。因为家用的水疗设施只有我们特定的一些人员使用，而这些特定的人是健康的。公共场所的员工以我们知道的来说不会细心地打扫，会忽略一些死角地方，或者会比较懒，不会很恰当的去完成清洁工作，因为那会耽误他们的时间。当你在使用公共水疗设施时，你永远都不会知道谁是最后使用的人，他们是否有传染性疾病，设施是否彻底消毒等。

公共水疗并不提供隐私保护。通过空气传播的微生物细菌从一个人传播到另一个人，只是因为他们在相同的时间，相同的地点，呼吸相同的空气。水疗本是一次平和，舒坦，清净，放松的享受，当你做水疗时还需担心别人是否会看见你，或者担心有人打扰你的休息，试问又怎能好好地放松呢？本以为水疗能帮助我们放松，但是公共水疗却带来压力，这就让我们对水疗的印象大打折扣。

一次水疗所需的费用与它带来的效果相比并不划算。因为公共水疗比家庭水疗所需的费用要多得多，但是效果却没有家庭水疗的效果好。在公共水疗中你不可能最大限度的享受水疗带来的快感，因为除了你还有其他的人物，你还要担心卫生问题和隐私问题。在外面水疗可能一次性就要花上几百元甚至几千元，但是却远远比不上家庭水疗的舒适，愉快。

确切地说，公共水疗，与其说对身体有益，还不如说对健康有害，还不包括你的名誉，尊严，虚荣，钞票，压力问题。如果可以的话，公共水疗应该尽量避免，我们要用家庭水疗取而代之，以充分享受水疗带给我们的健康效益和美容效益，尽可能减少我们的花费以及不便之处。

第十二章

家庭水疗业务

在前面的章节我们讨论了家庭水疗业务和公共水疗业务相比较的优势。本章我们将讨论经营自己的家庭水疗业务的各方面以及最大限度取得水疗业务成功的方法。

购买家庭水疗的好处

购买家庭水疗的好处是多种多样的。它们主要包括费用因素，清洁性，隐秘性，有效性，健康性，治疗的柔和性，轻松性，使用的频繁性，方便性等等。告诉你的朋友和家人通过购买家庭水疗所获得的好处并不困难。作为一家连锁企业，你只要轻松的将家庭水疗让你赚钱的好处展示给别人，购买就算完成了。

费用因素又是一个非常容易为潜在购买者解释的优势。以前他们通过对家庭水疗和公共水疗进行简单的调查从而发现家庭水疗能节约费用。你认识的每个人都想拥有一个自己的家庭水疗。与公共水疗比较，家庭水疗的清洁性绝对是一个很大的优势。通过为一个潜在的买家解释家庭水疗在清洁性方面的优势，说明家庭水疗与那些和成千上百的陌生人一起使用的公共水疗设备相比之下的安全性与健康性，你将让他们对家庭水疗设备兴趣大增。

所有的人都害怕潜在的健康隐患，但是家庭水疗可以避免这一点。对于购买家庭水疗的消费者来讲，在进行水疗的同时拥有完全的隐秘性又是一大优势，同时这样也可以将治疗的有效性发挥到最大的限度。

通过和潜在的买家讨论这几个方面，他们将更容易明白使用家庭水疗设备远远优于使用公共水疗设备，与此同时，他们也不会有任何的尴尬感和害羞心理。家庭水疗可以让他们在不被任何打扰的情况下得到完全的放松和享受最有效的治疗。家庭水疗在健康方面的好处已经足够让消费者对其他产品毫无兴趣。任何一个遭受健康问题的人都可以从定期性的家庭水疗中获得巨大的好处。一旦你介绍了使用家庭水疗解决任何健康问题的全部方法，那些患者将购买它，并且在他们疼痛得到减轻或治愈时，会十分的感谢你。

家庭水疗会让人看起来更加年轻漂亮，无论他们年龄怎样，这些好处可以影响到所有人。将这些优势解释给那些潜在的买家听，让他们懂得家庭水疗不仅会让他们感觉良好，而且会使他们看起来气色红润。家庭水疗会让人在繁忙的生活工作后得到放松，释放压力。

家庭水疗设备的方便性让使用者可以在任何只需有一个浴缸的地方就能享受，即便是在旅游或商务途中。它简单易作，便于打包携带的特点又是吸引买家的一大优势。

对潜在的买家解释购买家庭水疗设备的所有好处是非常容易的。不像极力诱使顾客购买一件不需要的商品，购买家庭水疗设备，每个人都能从中获益。（我们）没有必要说谎或掩饰商品的缺陷，因为家庭水疗设备没有缺点，确实如广告中所说。你只需向顾客展示家庭水疗设备所有功效，顾客就会认识到家庭水疗设备的质量和好处并认为其是一项极好的投入，值得购买。

做家庭水疗设备生意

Spa，原本是指富含矿物质的大片水域，含有治疗功能。而今却有很多不同的含义。如今，Spa 是人们常去的个人美容之地，像皮肤护理，头发护理，按摩等类似的地方。

Spas 的大小和类型都各不相同。度假温泉浴场 Spa 一般都坐落在美丽而宁静的异地度假村，但是 Spa 或沙龙也可以是在城市里的一个极小的地方。

和我们一起做你的家庭水疗生意。

我们帮你从头开始做您的家庭水疗生意，向您提供所有的产品和有关所有产品的详细信息。我们还雇佣在该领域每次都获得成功的优秀人士给您提供免费的市场营销策略培训。

我们通过教授他们用正确的方法做生意来帮助他们建立人际交往群体，然后通过互助来使整个社会获益。

怎样和我们一起做你的家庭水疗生意呢？

和我们一起来做家庭水疗生意真的非常简单。我们向您提供市面上销售的所有水疗产品和设备。你只需要向你的亲朋好友（以及朋友的朋友）介绍这些产品并促使他们从你这里购买这些产品即可。你可以通过出售这些水疗产品和设备获得丰厚的利润。

此外，如果你向像你一样也对加入这样的生意感兴趣的人介绍我们，你还将获得丰厚的报酬。

顾客是如何从家庭水疗生意中获利的呢？

不是每个人都能经常去泡温泉浴. 经常去花费很贵。此外，也不能绝对保证隐私和干净。在家里就能感受到泡温泉的效果是非常棒的！买这些产品就能节省很多钱，顾客不需要再花费很多钱在泡温泉上，而且还能享有一流产品送上门的服务。你也可以促使客户购买我们的家庭水疗设备和相关的配套设施。这些配套设施就像我们日常必需的油和盐一样，而且只能从我们的公司和我们的分店中购买。

为什么要使用我们的家庭水疗设备？

经常在泡温泉浴中使用这些设备会显得很尴尬，因为在那里不能保证完全的隐私。但是使用我们的家庭水疗设备，就可以独自一人在自己家里使用，享受到完全舒适和隐私的环境。

怎样从与我们合作做家庭水疗生意中获利？

我们将会传授给你最好的市场营销技巧，使你在你所有的生意中无往不利。吸引顾客购买这些产品，你将会获得丰厚的报酬。卖得越多，你所挣的钱就越多。一旦顾客从你这里购买了水疗设备，他就不得不从一般的商务中心购买配套的设备。你还将从这些配套设备的销售中获得利润。如果你成功使更多的人加入你的生意，作为我们的推荐人你还将获得我们的奖励。

如何从我们的家庭水疗生意中获利？

我们是谁？

我们在家庭水疗事业中全球领先。我们致力于世界一流的家庭水疗产品和配套设施。我们的产品是行业中顶尖的并且拥有忠实而永久的客户。

如果你想要成为我们的客户

我们知道你想要花更多的时间泡温泉，但是不可能每天都能做到。此外，有时候温泉浴场非常拥挤，特别是在假期中。所以你不可能真正的拥有你所期望的隐私和安静。为了在你做水疗期间使你享有温泉泉的经历，我们有一系列优质的产品，专为你量身打造！快来经历这奢华的享受吧！

1. 我们给你每一步都营造了整个泡温泉的气氛和泡温泉的经历！我们拥有奢华魅力的商品，例如：沐浴精油，盐，乳液，短毛刷，随时可用的面具，迷人的香烛等等。现在你就可以购买我们的商品，随时享受天堂般的感觉！

2. 你也可以购买我们的产品作为礼物，这样您就不用为下次给别人买什么礼物而发愁了！只要向我们下单，你所有的问题都会得到解决！

3. 我们的产品都是纯天然的，没有添加任何有害的化学成分和物质，所以它们会对皮肤很温和，没有任何副作用！

4. 我们也出售特有的水疗设备！为了您的方便，我们将会及时把最好的水疗设备送到您家。

本设备由我们的专家测试和批准，所以您可以对我们产品的质量放心。如果你想加入我们的事业。

你想要过上奢华的生活吗？ -- 有可观的收入，经常与家人一起到国外旅行，购买昨天在陈列室里看到的多功能车，购买梦想中的房子等等吗？那么，你的机会来了！下面就是我们可以为您服务的：

1.我们经营的是一个日新月异的 spa 行业，在这样一个极富团体性的行业中，我们坚信只要通过大家不懈的努力一定会实现一个互利双赢的局面。我们汇聚了众多久经考验的 spa 技巧，因此也非常乐意与那些愿意倾听我们并始终跟随我们步伐的人一起分享成功的喜悦。

2.伴随着全社会的健康发展，我们遵循着和平共处的原则。我们想从本质上帮助您的商业，让您在我们选择的行业中也能享受到同等的成功。

3.我们会对你经商的各个方面进行培训，并为您提供获取成功的安全策略。我们将为您打好坚实的基础，让您快速有效的获取成功。

4.开发您的商业头脑和提高您的市场营销技巧对您的成功举足轻重。因此我们会通过加强训练您的个人和专业水平帮助您自身的发展。一旦您掌握好了这些，我们即刻就会训练您的经商技巧。

如果您愿意加入我们

　　1.对您的加入，我们将致以最热烈的欢迎，帮助我们销售产品，我们将为您的销售业绩提供丰厚的提成。

　　2.您只需要将新客户发给我们就可以挣得我们高额的提成。

　　3.您甚至可以介绍更多的人帮助我们销售更多的 spa 产品和设备。我们可以帮助他们学到我们更多的经商诀窍，与此同时您也会因为额外的努力获得更多的利益。

　　经营一家独立的家族商业是一行单调乏味的工作。您必须考虑许多创业和守业的事情。有许多大量的经费投入和回报是不可预测的。所以考虑加入我们吧，您将为自己和家庭创造可观的收入。

　　我们为您的成功提供所有的商业渠道！您在与我们一起获得巨大收入的同时，拥有许多时间和您的家人与孩子享受放松！

经营您的家庭水疗业务

　　您拥有了经营水疗业务足够的激情和构想。现在您也需要了解一些管理技巧。这是不知预知的一部分内容。您必须考虑推销产品和设备的方法，准备成本投入，在保证您老客户的同时吸引更多的新客户，保持与直属公司的联系，不间断的汇报利润额，增加您的年营业额等等。

　　假如您还没有合理的计划，那么经营您的家庭水疗业务将是一件绞尽脑汁的事情。下面就会有一些有用的提示帮助您更好的管理您的商业：

产品经营

　　锁定你经营中不断增长的利润。激发你的客户在他们还没有试用前就购买你的产品和设备，并让他们为你的产品及设备做好的宣传。

　　激发你的客户达到促销你产品的目的。让他们明白为你的产品做促销员可以获利多多。让你的顾客保持愉快，随时查看你的商业增长指数！

网站维护与管理

　　你必须考虑维护和更新你网站的费用问题。始终在你网站上提供新颖有趣的产品，这样你的访问者就会随时随地地关注你！

连锁管理

　　你的连锁店就是你的 spa 能够犹如一台好机器一样良好运转的根本所在。好好对待他们并为他们提供特殊优良的培训，高额的利润和其他类似这样的东西。管理好这些额外的连锁将让你的企业毫无障碍的快速发展。

客户管理

你的客户是你公司的主要支柱。对于你来讲，让他们愉快是你要做的最重要的事情。下面这些列出来的项目可以帮助你让他们关注你的 spa 商业。

客户信息

保留你客户的详细数据信息。对于第一次的客户，你需要他为你提供他的名字，地址，联系号码，还有其他的一些有必要的详细信息。只要他在你那里登记了，无论何时需要他的信息，你都能够立即搜寻到有关他的信息。你可以定制一个高级客户码，或者最好，你能够为他做一个特制的客户卡。细微处见大利益——记住你的客户以便让他成为定期购买你产品和设备的人！

客户的历史

你应该保留一个客户历史的记录——他最后一次向你购买产品的详细情况，他的喜好等等。一旦你了解到他购买产品的方式，你就会很自然的明白你可以更多的向他销售哪些产品。

折扣策略

你必须不断的为你的老客户提出新方案。提供免费赠品或者利用产品的精美包装进行有时间限制的促销活动。你会对你那段时间快速增长的销售指数瞠目结舌——没有人不喜欢免费的午餐！

其他策略

你将通过答谢你的客户向其他潜在顾客推荐你的 spa 产品和设备而获利匪浅。为那些频繁的访问者提供诱人的条件，记住，可观的利润一定是长期性留住你客户的必胜方法！

网上付款方式

为你的客户购买 spa 产品和设备提供网上订购和付款的方式。当然，想操作好网上交易需要我们花费更多的时间和做出更大的努力，但同样我们也会获得同等高的回报。

spa 的整体运行管理

整体运行的管理是一份要求很高的工作，它包括精打细算的成本，熟知连锁机构，销售更多的产品与设备，有效的现金结算方式，管理客户群进一步激发他们等等。

一条有用的建议——始终坚持做一本详尽便利的 spa 产品宣传册，介绍所有有关行业，spa 产品和设备，价格，经济利益，分红等的相关信息。这将会帮助你的潜在买家了解到你行业的所有事情，以便更加利于他们决定应该从你那里购买哪些产品。如果你善于激发他们，也许他们还会愿意为你促销产品！

是否需要为你的家庭水疗业务登广告做宣传

MLM 商业是以人为基础的商业，做广告对你 MLM 商业的成功是必不可少的。作为代理商，你应该向大家宣传通过你的商业可以获得的优质产品和巨大的商业机遇，这将会发展你的下线，而你的下线又会跟随你的步伐获得同样的成功。让人们了解你能提供给他们的优质产品，巨大的商业商机，广告宣传是必须的。但是广告宣传的方式也是多种多样的，你可以采用一些很少甚至不花成本的方式。成功的宣传是让你的下线去发展商业，从而从销售中获得更多的利润，再让其他人利用相同的系统体系发展他们自己的下线。

口头宣传可以将你的商业，产品，和凭借你的家庭水疗业务能够获得巨大的商机等这些优势口头直接明了的告诉大家。虽然这种宣传方法是 MLM 产业中最老套的，但因它的有效性至今仍然适用。这种方法牵涉到和你认识的或见过的每种商业里的人进行交谈，你的商业能够提供的所有利润与商机。你必须具备有进行交谈时相当随和的态度，哪怕是与那些在街道或人流量巨大的公共场所遇见的陌生人也一样。虽然有些人对此不会感兴趣，但是机会可能降临到知晓的人身上。尽可能多的与大家谈论你的家庭水疗业务，才有机会尽量的发展你的下线或卖出更多的产品。无论如何，这种广告方法将极大的增加你的商业利润。

分类广告是另外一种不错的广告方式，这种广告的费用通常是很低的。这种广告方式在寻找那些对你的产品或商业的个人是很管用的，从这种广告宣传中获得的个人将让你获得广阔的前景，因为个人联系会让你发现商机和销售产品。这种方式不会涉及到寻找潜在客户的行为，所以它的成功率通常是更高的，因为这些个人已经对你所提供的产品很感兴趣。这种方法为那些联系你的潜在顾客提供成为连锁代理的机会，因此他们会很乐意成为你商业中的一份子。在制作你的分类广告时， 使它们简短而重点突出。将它们张贴在本地或大些的区域报纸，网络电子杂志，简报，和任何其他的传媒形式中，它们将让你的广告在消费者中起到最好的宣传作用。

Grand Sun 拥有它自己有效而独一无二的销售市场。潜在的顾客可以到 Grand Sun 的各类娱乐中心享受 spa.并体验 spa 所带来的好处。体验性的 spa 享受将充分的向你证明，购买并不需要花费你很长的时间。

买家指引和参展是另一种为你的家庭水疗业务做广告，寻找那些对你的商业感兴趣的顾客的方式。买家指引可以获得不同的效果，指引的阶段是最重要的。如果你需要购买指引，确认与和你合作的公司是指引公司行列里的中坚力量，名声显赫，能够通过合法诚实的手段获得指引的最终效果，而且指引应该新鲜新潮。除此之外，如果利用展销这个平台做宣传，方法得当，效果便会显而易见，因为参加这些活动的人实际上已经对这些商业信息兴趣浓厚。发小册子，传单，图片或采用其他的市场宣传手段，展销会上的宣传都将会极大的提高你商业的关注度，让你的家庭水疗业务更加成功。为你的商业做广告宣传是非常重要的，下面这些广告小贴士将使你的商业获得更大的成功。

第十三章

成就你的事业

学完前面的章节后，现在你已经了解到了管理，运营商业所必需的，我们公司所做的和我们连锁企业所要做的等各方面。本章节将通过教授你们市场销售技巧和一些其他的久经考验的发展商业的成功案例使你的商业飞黄腾达。

家庭水疗业务中一些为与不为的事情

关于你开创一个家庭水疗业务的想法是相当不错的。当然商业本身也是令人兴奋而且有利可图的。但是经营管理一个家庭水疗业务却相当困难。商业的很多部分在初步着手时看似非常顺利。但家庭水疗业务并不是那些你投资了，然后就将它忘得一干二净的商业。四处可见激烈的致命竞争，当然这种竞争在你的家庭水疗业务中也比比皆是。因此，如果你不预先制定你的商业计划，不有条不紊的按照你的计划执行的话，你将很快陷入一种迷茫的状态中！所以，在开始你的家庭水疗业务之前清楚明白的确定你将从事的商业。

下面，我就将会介绍一些在你管理商业时应该坚持的为与不为的准则。
应该做的

1.为你的家庭水疗业务制定出一个合理的计划，预先思考你将怎样管理你的商业，制定你的获取成功的策略，接着便开始着手。

2.计划你的经费。决定你想将你的家庭水疗业务做多大。提前做好一些经费预算。决定你将怎样做你的市场和宣传你的商业。当然也要考虑你的连锁支出（如果有连锁商店）安装费用和你的网站维护费用。

3.使用监控软件了解你连锁店的工作状况。

4.让你的连锁店待遇丰厚，获利及时。要和他们建立起良好的关系需要一个十分漫长的过程。

5.让你的客户心情愉快，心满意足。这一点是你商业繁荣的先决条件。

6.为你的顾客提供大量的折扣，漂亮的包装和诱人的购买动机。提供丰富的报酬。那将让你的商业名扬四海——你是这些好处的唯一收益人。

7.为你的顾客提供最新的产品。将他们的利益和购买你的 spa 产品和设备联系起来并鼓励他们购买你更多的产品。

8.定期为你的客户和顾客组织聚会。让他们所有的人都清楚新产品的资料和发展进程。保证你的顾客经常从你那里购买更多的商品。教你的连锁店怎么让他们自己全身心的投入你的商业中，以便他们可以获得更多的回报。

9.定期更新你的网站，以便访问者能够经常光顾它。

不应该做的

　　1.继续你低质量的服务方式。招徕对产品不满意的客户必然是一种职业自杀！太多肤浅的促销语言必然会影响你良好的产品质量服务。保持你在产品售出和付款方式中的积极主动性。

　　2.忽视顾客的需要。你的顾客就是帮助你开拓商业的人。没有他们，你和你的家庭水疗业务将无处安身！因此必要时，请使用你的礼貌和对他们的信任来答谢他们。

　　3.骄傲自满。坚持更新你的服务和新产品。不断采用新方式，从新角度展示你的产品。使用创造性的思维，各式各样的新方法吸引更多的顾客和新人到你的家庭水疗业务中。

　　以上条例请谨记于心，和那些在经营家庭水疗业务的人联手，他们将会用他们自己的实际经验让你获得同样的成功。

　　我们可以培训你，帮你建立你的家庭水疗业务，哪怕你对此一窍不通。我们会为你提供产品，教你几个成功的战略战术并为你提供丰厚的待遇和可观的利润。继续阅读，进一步了解我们吧。

经营你的家庭水疗业务

　　我们生活在一个广告宣传漫天飞，销售就是你公司获得成功的金钥匙的时代。你正准备开始经营你的 spa 业务，所以你必须要考虑采用一种尽可能最好的办法来经营你的商业。你的经营策略必须足够的好，因此你才可以提升你计划卖出的所有 spa 产品，spa 设备和附件的销售量。

　　哪种方式是经营家庭水疗业务最好的形式？有很多可以宣传你的产品服务的方式。尽管传统的销售技巧通常是很管用的，但你也应该考虑一些创造性和非传统性的技巧。它们也会为你带来成功和源源不断的回报！

　　这里将为你提供一些最有效地经营你宝贵的公司！

　　重磅出击！

　　在经营你的水疗生意之前，你可以登几个月的广告。

　　对你认识的人宣传你的生意。

　　鼓励他们提出问题，告诉他们有关你的水疗设备和产品。

　　不论怎样，确保对你的顾客施展你的智慧，让他们对你的产品和设备印象深刻，立即成为你的客户。

出售家庭水疗设备

　　注意出售家庭水疗设备。你想要向顾客出售你的产品和设备，那么你就得告诉顾客使用家庭水疗设备使身体健康获益的所有细节，这样他们才会愿意购买。

一旦他们决定购买设备，就要告诉他们购买其他配套设备的重要性，这些配套设备就如同日常必需的油和盐一样。让他们意识到只有在主销售中心才能买到合适的相关配套设备。

记住，顾客每买一件产品，你就一定会获利，所以务必出售你相应的产品和配套设备。

口才

在传媒中登广告是公司开始的重要部分。你应该清楚地的对大家说出你的产品并让他们意识到你的家庭水疗产品和设备有多么好以及使用这些产品和设备能让他们获得怎样的益处。

散发彩页

你可以向对你的家庭水疗产品和设备感兴趣的人散发有吸引力的彩页，这些彩页应该包含所有产品，服务及你给的客户的福利的有关信息。

商标和商务名片

公司的商标和名片会给你和你的事业营造一个好的印象。商标应该独特，同时还应在某种程度上与水疗的场景相关。你应该把商务名片制作得尽可能典雅大气。

制作一个绚丽的网页！

对你来说制作一个好的网页对增加业务大有裨益。制作一个网页会使你的顾客发出惊叹，"哇！"网页的首页应包含你的家庭水疗，水疗场景，水疗任务，水疗目标，水疗对象的所有基本信息并且应该建立一个水疗市场的品牌形象。你也可以在首页建一个"注册"按钮，帮助注册顾客轻松进入页面并在网上下单和支付。

第二页应显示详细的服务套餐及价格，在第三页提供新的零售方法！你也可以让潜在的顾客从这里获得购买礼品券和礼品卡的选项。

最后一页可以是联系页或反馈页，在该页面客户可以留下他们的评论，投诉和建议。

邀请更多的人加入你的事业！

你若想要家庭水疗生意拥有更多的合伙人或下线，你可以给他们加入你的机会，向他们详述加入你事业的好处。如果你向他们提供了详尽的信息，你将会对此的回应大吃一惊，很多人将会愿意加入！如此一来，大家都能从你的生意中获利。

电邮和电子通讯

你可以发送普通邮件和电子邮件给你的客户，向他们更新你提供的新产品和服务信息。你还应该创建电子通讯，向那些订购了新的产品和服务的信息的人传递信息。

使用精明的市场营销技巧能让你的家庭水疗生意无时无刻不处于领先地位！这取决于你宣传产品的方式—你的行销策略越高明，你的家庭水疗生意就会越好。所以大胆尝试吧！

家庭水疗从属营销

从属营销因带来的利益和高回报而流行全球。

现在让我们来看一看这种从属营销是怎样帮助你的家庭水疗生意的吧。如果你才刚刚开始你的家庭水疗生意，这种体系将会对你大有助益，因为你只需在你下线的广告取得好的成效时付款。

当商家想要给你的家庭水疗生意做广告时，你只需完成一些基本的任务：

创建一个网页详述你的家庭水疗生意

创建一个令人印象深刻，涵盖范围广的网页，说一说你的事业，详述你出售的水疗设备的信息。

你可以发布客户从家庭水疗设备中获益的客户评价

你的家庭水疗网页应该内容丰富，使各种搜索引擎都能搜索到！你的网页还应吸引眼球，即使是很随意的浏览者也喜欢经常浏览你的网页。

给网页打广告

网页建成后的下一步就是宣传，行销你的网页。制作俏皮的，常规的横幅，写上广告语来营销你的生意。这些材料应该下发到你的下线，按喜好放在他们自己的网页或各种论坛和网页上。

你可以作为一个商人加入许多联盟计划和联盟网络，使你的生意获得更大的曝光度。或者，你也可以选择发展更多的下线。你的下线越多，你从你的家庭水疗生意中就会挣得越多。

打更多的广告和横幅会让你在许多其他网站上增加曝光度。所以你应该吸引更多的人浏览你的网页，其中某些人可能就会成为你未来的客户。

注册免费的联盟交易计划

免费的联盟交易计划是获得网站曝光率的另一途径。在这些交易中，你需要浏览该计划的网页，这样你就可以在那里增加你自己的广告材料。

你浏览的网页越多，你能打的广告就越多。当然，这种联盟营销方式需要花费时间，但是能让你的网站获得惊人的流量。

给你的下线提供奖励

对你来说获得加盟工作的一种成功的方式就是为你的加盟者提供足够的奖励并对他的每一笔销售予以奖励。你可以对他为你完成的每一笔产品或套餐销售支付大量的佣金（或提成）。

你可以采取在很多方面给予他补贴，比如每次点击，每次销售等等。

传染式营销的好处

　　传染式营销是时下最流行的营销方式。它包括给购买你产品的顾客的优惠。最好的诱饵就是在其购买的时候提供一些免费的东西。全世界的人都喜欢获得免费的馈赠或者优先折扣，不论这些东西多么微不足道。这种营销方式将会使你的销售业绩直线上升。

　　联盟营销有很多途径，所以决定用何种经营方式经营你的家庭水疗生意，以及用何种联盟营销策略最适合你的需要都取决于你自己。

第十四章

直销

上一章节告诉了你有效的经营策略，这一章节我们来讨论一下什么是直销，直销是怎样运作的以及帮助你事业成功的最新直销技巧。

直销简介

直销是一种网络营销，是由人们加入一个个体或者公司后作为其加盟商或代销商来宣传和营销该公司的产品，获得报酬的一种营销方式。

直销就是人们为了共同的利益而组成的不同等级的人一起工作。在直销里一个代销商有很多方式获得回报。

他或她能从公司产品的每部分获得补贴。他或她因为售出产品而得到一定比例的提成。

更重要的是，主代销商或经销商也可以雇佣人为他工作。这些个体，称之为下线，他们帮助你销售一些产品，从而获得提成，同时还可以为录用下线的代销商增加佣金，为公司创造更多的销售机会，带来更多的利益。这样所有加入的人都能获得双赢。公司能增加其收入，代销商能获得更多的佣金并且代销商的下线也能挣得更多。

直销的好处

直销的重要动力是挣更多钱！主要的加盟者或上线，会意识到直销确实对其很有效，他她自然会更卖力地工作，发展更多的下线，为公司带来更多的利益。

他或她的下线也可以发展其下线来从他们的下线挣得更多。这种层次体系会持续产生源源不断的销售源，为公司提供巨大的利益。

当上线和下线获得更多提成时，公司也一定会获得更多利润。由于上线们的努力，公司的销售业绩显著上升，在一个非常短的时间内会获得巨额利润。

此外，公司还不需要在日常广告和营销上有巨额花费，那部分由加盟商自己就可以搞定。他们不知疲倦的工作，通过最强大的媒介传播—口头相传来为公司建立形象。

MLM 对公司和他的代销商都有好处，这是一种强大的网络联盟营销，对当今的很多人来说 MLM 的运作就如同魔法一样神奇。

MLM 是如何运作的呢？

前面我们提到，MLM 是一种层次运作体系，最高层的人可以在其下线为他们工作的公司创造利润的时候获得一定的佣金。

如果你想开始你自己的直销业务，一个 3 级层次体系是比较好的。低于三级，可能不能为你创造一个理想的收益。

现在让我来举个例子说明一下直销确切的运作情况吧。

假设你正在从事一个直销事业，出售某种特定的商品和服务。假设你进行的是 3 级网络营销生意，给 1 级的人 15%的佣金，2 级的人 10%的佣金，3 级的人 5%的佣金。

比如约翰从你这里买了 100 美元的产品，那么约翰就成了你的加盟者或者直属下线。

现在假设约翰对比尔谈起你的产品并让他从你这里购买了 100 美元的产品，约翰就能从你销售的产品中获得 15 美元的佣金，那么比尔就成了约翰的下线。

比尔又对蒂姆说起该产品，又促使他从你这里购买了 100 美元的产品。那么，比尔可以获得 15 美元的佣金，而约翰可以获得 10 美元，成为了主要的上线。

如果蒂姆也投入进来，让哈利从你这里购买了 100 美元的产品，那么蒂姆最终能从你这里获得 15 美元的佣金，而比尔可以获得 10 美元的佣金，约翰可以获得 5 美元的佣金。我希望这个例子能让你清楚直销的营销方式。

直销是当今社会非常流行的一种联盟营销，有很多人都采用这种营销技巧来挣取更多的金钱。直销是一种有利可图的经营方式—公司可以支付 20-25%的佣金，或者更多给第一级的人。

直销分析

直销这种良好的营销技巧在当今社会不幸被玷污。下面就是直销产生的恶名的原因。

不义之财

直销被冠之以积累"不义之财"的一种手段，事实并非如此。对每个人来说钱都来之不易，特别是在直销中。

一个直销人士需要努力工作来形成他的直销网络和发展下线并且促发下线的积极性以便有一个稳定的获利来源。

成功保障

当然，许多直销事业都获得了成功。但是也像其他事业一样，可能会失败。有时候即使是提供优质的产品也会失败。所以不能保证每次都能获得成功。

市场过于饱和

直销有拉更多人入伍的趋势，有可能使得市场过于饱和。起初是大量宣传，成千上万的人会抱以极大的热情加入进来。

但是很多这样的生意会及时回落，因为在底层的下线实际上根本不能赚到很多。即使是对此抱有极大热情的人也会挫消积极性，他们会感到失落和阴郁。

任何生意都必须供需平衡，才能成功。直销却是供过于求，这可能就是直销失败的地方。

不缺实际的索赔

许多直销人士宣称大家都会自发地购买他们的产品—但却是事与愿违。人们都有自己的偏好，所以不是所有的人都想要购买他们提供的产品。

如果产品非常畅销，那么为什么要靠人来推向市场呢？就像其他生意一样，这项事业是有销售专家委派并管理策划的。那么为什么精心设计的金字塔式的计划，最终却是剥削人的呢？

道德问题

贪婪成了在直销事业中追逐成功的主要动机，上线级别越高，他们的收入就越高。因此，他们用空头销售的言辞及有煽动性的大道理来激励他们的下线达到剥削他们的目的。

尽管有这些消极的因素，直销仍然存在并拉了很多人入伙。那么一个人在直销中如何获得成功呢？这里有一些帮助你的诀窍：

激励你自己

做生意获得成功的最主要的因素，特别是直销，就是激励。如果在直销中没有动力，那么你是不可能获得成功的。

激励他人

一个劲地唠叨这项业务对你来说有多么好或对别人的生活有多大的帮助是毫无意义的。每个人都有不同的目标和志向。你的努力才是决定别人关注多少的筹码。所以如何促使别人加入这项事业完全在于你的努力。

与人的互动

如果你天性不太友好，特别是不太会与人交流，那么很可能你在直销事业中就不会成功。因为直销事业需要与很多人交际。

现实点！

不要对你的直销事业要求太高。不是所有人在直销中都能获得成功，所以要把这项事业清晰明了地摆在那些人（有志加入直销事业的人）面前。

最好的方法

在直销中获得成功最好的办法不是靠迫使他人加入你的事业。尽量采用一种温和关怀的方式。像朋友一样对他谈起，尽量告诉他这项事业很可能会对他有所帮助，就如同这项事业对你有帮助一样。

直销不仅仅只是为了钱-它也是为了帮助他人获得成功。当然，当然如果有人成为你的下线，那么你也会获益，但是那不是直销事业的最终目的。

如果直销用正确的方式经营，它将是一项最好的事业。在这项事业中你所需要的就是热情，憧憬以及获得成功的使命感。

对待直销的正确态度和正确方式确实会让你在这项事业中获得成功。

直销你的家庭水疗生意

了解了直销的好处和坏处后，你可能会问你自己家庭水疗生意究竟有多么适合直销。直销诠释了各种益处，这使得家庭水疗生意与创新的营销策略完美结合。

低门槛

在直销中，每个有担当有热情的人都可以加入并开始一项事业。采用这种营销模式，你不需要有较高的文化程度，或者丰富的经验就可以做家庭水疗生意。

直销给每个人机会，没有太多要求。

与合伙或加盟相比，直销模式也允许你在你的家庭水疗事业开始时有一个低成本的投入。低成本投入对于国内想要降低投资风险的商人来说是很有好处的。

弹性的工作时间

尽管做生意通常都是由时间累积出金钱的，但是直销模式与其他经营模式相比却可以允许你有弹性的工作时间。采用这种模式，你不必开门营业，处理繁重的文字工作，或获得各种商业许可证。你甚至不需要建立你自己的商铺。

不论你是家庭主妇，或是全职人员，你都可以找到时间用你自己的方式来经营你的家庭水疗生意，而不用承担业务期限的压力和负担。

拥有产品特色

采用直销模式，你所需要的就是出售已接受质量检测的成品。不像连锁餐厅烹饪自己的特色菜肴或其他需要经营你自己的供应链的商铺，直销模式能节省你很多时间。

不太多，不太少

除了生产，公司还要兼顾营销策略。你不需要自己想营销策略，因为你能获得经营家庭水疗事业的总公司的专业人士的指导。你只需要运用这些指导。不像专营或合伙，这份工作给予你更多的时间和空间来做最重要的事情：销售及获得收益。

采用直销模式，即使是雇佣人员也不会成为你的负担。公司有一个完整的录用体系，包括为你和你的下线进行培训。

换句话说，你不需要想方设法录用新人。

直销公司为此而生，他们应该有一个完善的培训体系。

在家工作

直销经营模式当然能让你在你的家里进行家庭水疗事业。你不需要办公室，你只需集中精力在营销和分销上。弹性自由的工作时间能让你在家工作，这使得直销成为家庭水疗事业最适合的营销方式。

从最初的工作中获得收入

既然直销模式随着你经营网络的扩大能让你获得收入，销售提成和奖励，那么只要你和你的下线努力工作就会挣得可观的收入。经直销模式与包装过的优良产品将会获得完美的融合，这会让你得到源源不断的收入。并且会确保你的收入的多种来源。

塑造个性，帮助成长和发展。

家庭水疗的特性和直销模式都涉及销售。作为家庭水疗事业的所有者，分销商和雇佣者，你会接触到各种不同的人，并需要与之交流来开发你事业的多样性。

随着时间的流逝，你在销售和领导技巧上的个人投入将会促进你的个人成长。当你有一种成就感的时候，日益增长的信心会促使你进一步投入到家庭水疗生意中。

家庭水疗与最新的直销技巧

家庭水疗事业的成功取决于你使用的直销技巧。为你的家庭水疗生意选择正确的直销技巧是很讲究的。值得推荐的直销技巧是创新性和有效性直销技巧。如果你是直销中的一个新人，那么这里就有一些最新的直销技巧值得你参考。

技巧 1 敢于创新

出售你的家庭水疗设备和产品的时候，要像直销领导者一样敢于尝试新方法来补直销技巧的不足之处。例如，你可以开一个"Spa 派对"。

这个派对会成为讨论家庭水疗生意的绝佳场所。同时，你可以让你的朋友带一些喜欢这种独特水疗经历的人过来。

技巧 2： 千万别忘了连锁销售

因为你让某个人认识到了你的产品带来的好处而碰巧促使他购买了你的家庭水疗设备，你很肯定这个人会再次来购买你的产品。你应该记得提供另一些能使你这里购买的产品发挥更好作用的配套产品或服务。这就是为什么某些直销者能非常成功的原因。

技巧 3 可信度

最好的直销技巧就是让人 100%的信任。你可以通过提供确切的描述和详细的解释来做到这一点。如果你只是粗略的描述你的产品是很难出售你的家庭水疗设备的。但是如果你用个人的经历或其他客户的描述来解释和描述设备和产品的信息，那么就会更有效地销售出产品。

技巧 4 价值和还价

　　当出售你的家庭水疗设备的时候，你会意识到很多人都很重视产品的质量而不是太重视价钱。顾客很自然的想要获得物有所值的商品。如果你的顾客充分了解到从你这里购买的商品价值，那么你的家庭水疗生意就会获得丰厚的收益。

技巧 5 获益/特色方法

　　如果你采用产品带来的好处或产品特色出售，你的顾客就会更容易接受该商品。如果你把重点放在你的产品对你的客户所带来的好处上，你就会发现你的家庭水疗设备更容易出售些。这是最简单也是最有效的营销技巧。

技巧 5 不断地了解

　　如果你不断的了解你拥有的产品和服务的信息，你的家庭水疗生意将会更成功。在网络上你能获得免费的相关信息。

　　如果你对你生意的方方面面都非常了解，说明你非常认真，有热情并有决心。
拥有了丰富的信息，你就能进一步提升你的产品和服务。如果你能准确地，有说服力地回答顾客的所有问题，那么顾客就更有可能从你这里购买产品

技巧 7 提供独特的服务

　　如果你有竞争者，那么你就必须提供独特的服务来促使顾客选择你的产品。你可以提供最新的信息，快速的回复，更简单的操作指引程序或更好的下单和退款措施。

技巧 8 重视结果

　　现在顾客更重视的是他们购买的产品或服务能给他们带来的好处。

　　应该了解你或你的其他顾客的经历，从而更好的销售你的家庭水疗设备。并且不能夸大这些效果。

　　这些技巧就能保证弥补你选择的直销模式的不足之处。这些技巧除了很有效之外，几乎也不需要花什么钱，但是效果却保证非常好。

盈利

　　如同我们讨论的一样，家庭水疗生意只需要非常少的资金投入。与其他传统的家庭生意相比，你甚至不需要一间办公室或者员工。你可以自己一个人做生意。这些都能保证你获得更多的利益。只需要非常少的成本，大部分的家庭水疗收入就可以轻松获得。

　　你的家庭水疗生意可以从直销经营模式中获得巨额利润。既然我们已经为这门生意建立了实用的直销体系，你可能就会想我如何能获得更多的利益呢？事实上这里有 5 种方式来帮助你在家庭水疗生意中获利。

作为销售代表赚钱

　　如果你选择间接或推荐来出售这些家庭水疗设备，你就可以挣得一些佣金。如果你有一个强大的网络，作为一个销售代表就可以挣得一笔可观的收入。家庭水疗生意中最好的就是感觉不像是在卖东西。如果你告诉他们你在你自己舒适的家里就能获得健康，那么你将会惊讶于对此感兴趣的人有如此之多。这些兴趣对你来说就意味着收入。

作为一名分销商赚钱

　　生意将会吸引很多人加入。这就是它最适合直销经营的原因。作为家庭水疗设备的分销商，每当你的销售代表出售一件家庭水疗设备，你就可以获得额外的补贴。

作为区域销售代表赚钱

　　当销售越来越好的时候，你的销售代表很自然的就想成为分销商，从而为你带来更多的盈利机会。

　　有几个分销商。现在你就会被称为区域销售代理商。你可以获得佣金加奖励以及你每次销售商品的所得。

作为主管赚钱。

　　此刻，你能挣得非常多的钱。更令人吃惊的是还有挣更多钱的机会。

　　记住直销经营模式不会限制你的家庭水疗生意的销售。只要你想你就可以继续赚各个阶层的人的钱。

　　人们将会应为你的支持和指导而尊敬你。如果你严格遵守自己的职业道德，那么将会对你的家庭水疗生意有很大的益处。家庭水疗生意会如你所想的一样成功。一切都在于你的抉择。

　　　　由于级别的不同和佣金计划经常变动，欲知详情请来函咨询，邮箱是 miketeng@corporateturnaroundcentre.com

第十五章

选择 Grand Sun

上一章节，我们具体说明了直销经营的运作方式

本章节我们将会说明为什么 Grand Sun 是行业中直销经营最出色的公司以及为什么你应该成为我们公司而不是其他公司的隶属机构。

做明智的选择

从我们的体系中获利的方法有很多种，经营你自己的生意不需要经受很多困难，也不需要花费很多。

因为我们的体系是采用的多层次营销策略，使用我们的体系每个月你基本上不要什么花费就可以获得很多利益。

采用我们这种已经证实的策略，只需极少的资金投资，而且每次都很有效果。其另一些优点包括：

不需要租用办公室，因为你可以在你自己家里工作，每个月能节约一大笔开支。不用占用办公空间，购买办公设备，或雇佣职员。

我们的体系简便易使用，而且经多次证明其有效性。当你成为加盟商后，你的生意成功所需的一切我们都可以提供。

这种体系已经采用过多年，而且现在仍在使用，因为它是如此的有效。这种营销策略已经发展成熟，所以不需要花时间来证实其有效性。

每年因为营销策略的不完善或无效都会导致很多新公司的失败。当你成为我们公司的加盟者以后，在你开始做生意之前你就会意识到在你生意的背后有非常好的经营策略支撑着。如果采用本公司的经营策略就会有成功的保障。

我们对我们的加盟者提供无限期的支持，也就是说你是我们团队的一部分。如果你的生意正在面临艰难的时期，或者你的生意有任何问题，我们都能帮助你的生意走上正轨。这些帮助包括提供一些有帮助性的技巧和策略来扩大你生意的曝光度，或者帮助你在某些特定的区域达到一定的目标。不论你的生意需要什么样的帮助，我们都会帮助你和你的事业获得成功。

与我们合作，对于已经建立的公司，在你的生意开始盈利之前你只需要做非常少的准备。所有的基础工作我们都已经做好了，你只需要按图索骥就可以了。作为我们的加盟者很多人都非常成功，也许你就是下一个成功的例子。

我们的体系不像某些生意一样需要大量的存货，只需要花时间跟踪了解你所有的和你需要的东西就行了。

我们的体系为你提供了有经验的商业人士的支持，他们乐于指导你成功地经营你的生意从而使你获得利润。

我们体系的优点非常多，但是我们的底线是给你所需要的一切，包括经营你事业的蓝图以及你可能需要的所有帮助和支持。

这样一来，对你来说是不可能不会成功的。采用我们的体系，唯一限制你收入和生意的可能性就是你自己。

令人惊诧的利润

成为 Grand Sun 的加盟商，你能得到很多利益。从我们易售的产品到上述相当吸引人的奖励套餐以及我们公司可靠的业绩，有这么多喜人的利益，快抓住机会成为我们直销的加盟者吧。

我们提供的奖励套餐比其他大多数直销更多，另外还有很多先进的地方，所以你想要走多远就可以走多远。唯一决定你级别的就是你自己。我们提供非常高的佣金率和剩余所得。

SG2000 是市场上质量最好的家庭水疗之一，所以你正在出售一款自销产品。不需要你花很多时间来让潜在的顾客相信购买你的产品是一笔好交易。本家庭水疗产品的优点被反复证明，所以毫无疑问本款产品和本生意机会将会帮助任何人，大量的客户评价也可以帮助你来展示本产品和本项生意的利益。

我们公司使用的体系被证实很成功，我们向你提供所有帮助和指导来让你的家庭水疗生意蒸蒸日上，获得利益。我们还提供有经验的人士来回答任何疑问并帮助你解决你可能遇到的问题。成为我们公司的加盟商能让你获得数年的做生意经验帮助你的生意更有效的运作，获得更多利益，并更成功。

我们的事业存在非常大的利益，不需要有大量的库存在手。你只需要把我们的生意得到的回报解释给尽可能多的人就可以了。当有人成为你的下线，你就能从他们卖出的每一件商品获得佣金，同时也可以从你自己售出的商品中获得佣金。这能让你每个月挣得大量钱财。

成为 Grand Sun 的加盟商就意味着有获得无限利益的可能性。你的生意有多么成功完全取决于你自己。我们只提供给你所有的工具，指导并支持你获得成功。你自己决定了你一个月是挣一千美元还是一星期挣一千美元。这种体系只要你想你就可以决定你提升自己的奖金是快还是慢，一切都取决于你有多么努力工作以及你每个月愿意花多少时间来工作。

关于我们

根据上面的各章节，我们公司的经营利润是各个方面的。Grand Sun 的连锁机构遍及世界各国。在东南亚，我们的公司已经家喻户晓，我们之所以被大家熟记，是因我们优越的质量和巨大的机遇。香港，台湾，马来西亚，泰国，新加坡，上海，印尼，菲律宾，文莱，加拿大，甚至美国及其他西方或亚洲国家都拥有许多 Grand Sun 的连锁机构，我们公司拥有不计其数的商业机遇，并且我们还为你的工作和付出提供晋升的机会。和 Grand Sun 一起，你随时可以决定你能提升到什么地位，你也随时可以决定放弃。

Grand Sun 于 2000 年 8 月在台湾成立。2001 年 2 月第一个分公司在台北建成，2001 年 10 月，另外一家分公司在台湾 Tai Chung 建成。2002 年 8 月新加坡分公司成立，2003 年 1 月在 HongKong 成立了供应中心。自此，Grand Sun 分公司都在世界各地不断新建。

2003 年 1 月，Grand Sun 成立了电子商务小组。我们已经在全世界建立起了业绩和信誉，显而易见，我们的经营战略和产品都是高质有效的。

这些年，Grand Sun 已经在其产品质量和安全性方面获得了许多权威认证。 诸如美国和加拿大市场的产品安全行业认证。这些认证显示出我们的产品已经通过了美国和加拿大的安全性规格，而这些规格必须通过严格的测试才能获得。同时，SG2000 的认证也可以让你对产品的健康安全性更加放心，我们产品在 spa 治疗方面的有效性有目共睹。除此之外，我们还可以为你出示不同区域和国家的专利认证，其中还包括欧洲市场的 CE 认证。

Grand Sun 公司已经营多年，在这些年里，他通过自己的成功案例在商业界建立起了足够的信用度和诚实的经营策略。就是凭借这样的经营方式，公司才得以不断壮大，才摆脱了许多其他公司今天成立，明天破产的经营模式。

Grand Sun 有一个坚固稳定的商业历史和大量的成功连锁机构。我们公司会为每个连锁机构提供成功所需的援助，图纸，工具，因为公司始终坚信只要为其提供合适的机会和传授正确的知识，每个人都会成为成功的经商人。

后注

读到这里，你已经完全掌握了它——你需要了解有关如何开始你的家庭水疗业务所有事情。利用我们为你提供的服务来学习它，了解它，思考 spa 的商业价值，好处，以及你不断增长的个人财政收入。同时，经营这项事业中所获得的知识将让你迅速成为一名轻松，健康，成功的专业性家庭水疗业务人士。

尽管如此，我们建议，在你付诸行动之前请回想我们之前所学的。

分享你的热情——没有任何事情会比在你自己投入所有热情的事业上获得成功而更加值得的。

促销健康和好处一定会是人们乐于尝试的事情。

除了商业价值以外，这也是一种你回报社会的方式。

心怀梦想——一旦开始你的家庭水疗业务，清楚你想做到哪个位置，你想做什么，在业务中始终有明确的目标，这些都是举足轻重的。每个人都能够成功，但是一旦你明白怎样获得成功时，成功对于你就更是唾手可得了。

它涉及到的都是健康和好处—— 家庭水疗业务的终极目标就是通过促销健康和好处来为人们提供服务。所以越早熟知它，就意味着你的业务就越成功。

切记你的业务可以改变。

成就事业——对你来讲，这是增长你个人财富和完善个人的极佳机会，只需要你的尽力而为。

写了这么多，我们只希望在你的家庭水疗业务中一切顺利。如需更多信息，敬请发送邮件给企业转机运营总公司，电子邮箱地址为 miketeng@corporateturnaroundcentre.com

否认声明：每次努力都显示着产品的优越性和潜力。购买或订购，无承诺，无保证，你可以随时获取不等价的收入和销售业绩。

你的付出是独一无二的，它们有别于那些作秀的东西。你的成功来源于你的努力，个人背景和动机。任何商业的开拓，都会伴有损失和破产的危险，并且也不能担保你能赚多少钱都行。

因商业经营的复杂性，任何公司，个人或机构都不得以本书的任何信息作为理由，采用直接，间接，特殊，偶然的手段对其他个人或机构造成损失，包括造成损失或增加损失。

www.ingramcontent.com/pod-product-compliance
Lightning Source LLC
Chambersburg PA
CBHW071100280326
41928CB00050B/2569